报检实务（第二版）

孔德民◎编著

中国海关出版社

图书在版编目（CIP）数据

报检实务/孔德民著．—2 版．—北京：中国海关出版社，2014.1
（"乐贸"系列丛书）
ISBN　978-7-80165-999-6

Ⅰ.①报…　Ⅱ.①孔…　Ⅲ.①国境检疫—中国　Ⅳ.①R185.3

中国版本图书馆 CIP 数据核字（2013）第 307717 号

报检实务（第二版）

BAO JIAN SHI WU DI ER BAN

作　　者：孔德民	
策划编辑：马　超　徐　旻	
责任编辑：钟　刘　马　超	
责任监制：王岫岩	
出版发行：中国海关出版社	

社　　址：北京市朝阳区东四环南路甲 1 号　　　　邮政编码：100023
网　　址：www.hgcbs.com.cn；www.hgbookvip.com
编辑部：01065194242－4259（电话）　　　　01065194234（传真）
发行部：01065194221－4238/4246（电话）　　01065194233（传真）
社办书店：01065195616/5127（电话/传真）　　01065194262/63（邮购电话）
　　　　　北京市建国门内大街 6 号海关总署东配楼一层
印　　刷：北京京都六环印刷厂　　　　　　　　经　　销：新华书店
开　　本：710mm×1000mm　1/16
印　　张：15.25　　　　　　　　　　　　　　　字　　数：230 千字
版　　次：2014 年 3 月第 2 版
印　　次：2014 年 3 月第 1 次印刷
书　　号：ISBN　978-7-80165-999-6
定　　价：38.00 元

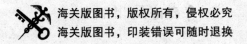

再版前言

    本书是在我国经济转型时期，特别是在中国对外贸易从传统的重视出口到进口与出口并重、从以前的重视出口数量到出口数量与质量并重的大背景下编辑出版的。本书自 2010 年第一版出版以来，深受广大读者的欢迎与喜爱，对于本书，读者朋友也提出了许多非常好的建议，借这次再版之际，对关心和支持本书的读者朋友表示诚挚的感谢。

    本次再版根据 2013 年修改后的《中华人民共和国进出口商品检验法》、《中华人民共和国进出口商品检验法实施条例》对部分内容进行了修改和调整，同时结合 2014 年国家质检总局公告《出入境检验检疫机构实施检验检疫的进出境商品目录》对本书内容进行了删减和调整，以更好地适应当前出入境通关报检的要求。

    本书涵盖报检单位、报检员、出入境货物、运输工具和人员通关报检实务等方面的内容，体例新颖，内容全面，逻辑性强，资料丰富。同时配有较多的练习题目，以方便教学和练习相结合。

    本书可作为高等职业院校国际商贸类专业的教学用书，也可作为社会从业人员的业务参考书及培训用书，还可以作为报检员的业务参考用书。由于笔者能力和水平有限，书中的错误和不足在所难免，恳请广大读者批评指正。

目　录

第一章 报检单位、报检员与出入境检验检疫机构

关键术语

报检　报检人　自理报检单位　代理报检企业　报检员　出入境检验检疫机构　进出口商品检验　进出境动植物检疫　国境卫生检疫　三检合一制度

学习目标

- 了解报检、报检人的基本概念和内涵
- 了解出入境检验检疫机构的发展历程
- 熟悉出入境检验检疫机构的设置、工作目的和任务
- 熟悉自理报检单位、代理报检企业的权利和义务及责任
- 熟悉报检员的权利和义务及责任
- 熟悉自理报检单位、代理报检企业取得报检资格的条件和程序
- 熟悉报检员注册的程序
- 掌握三检合一制度
- 掌握进出口商品检验、进出境动植物检疫、国境卫生检疫的基本内容

报检单位，是指根据《中华人民共和国进出口商品检验法》及其实施条例、《中华人民共和国进出境动植物检疫法》及其实施条例、《中华人民共和国国境卫生检疫法》及其实施细则、《中华人民共和国食品安全法》等法律、法规的有关规定，依法在出入境检验检疫机构登记备案或登记的境内企业法

1

人、组织或个人。报检单位按其性质分成两种类型：自理报检单位和代理报检企业。

报检员是指获得国家质量监督检验检疫总局规定的资格，办理出入境检验检疫报检业务的人员。报检员在办理报检业务时，应当遵守出入境检验检疫法律、法规和有关规定，并承担相应的法律责任。

第一节　自理报检单位

自理报检单位，是指根据我国法律、法规的规定，办理出入境检验检疫报检/申报或委托代理报检单位办理出入境检验检疫报检/申报手续的出入境货物或其他报检物的收发货人，进出口货物的生产、加工、存储和经营单位等。

一、自理报检单位的范围

近年来，随着我国对外开放的逐步深入，我国与世界各国在政治、经济、教育、文化、人员等方面的交流日益频繁，需要向检验检疫机构申报的单位和部门也在不断增加。目前我国的自理报检单位主要包括：

1. 有进出口经营权的国内企业；
2. 进口货物的收货人或其代理人；
3. 出口货物的生产企业；
4. 出口货物运输包装及出口危险货物运输包装生产企业；
5. 中外合资、中外合作、外商独资企业；
6. 国外（境外）企业、商社驻中国代表机构；
7. 进出境动物隔离饲养和植物繁殖生产单位；
8. 进出境动植物产品的生产、加工、存储、运输单位；
9. 对进出境动植物、动植物产品、装载容器、包装物、交通运输工具等进行药剂熏蒸和消毒服务的单位；
10. 从事集装箱的储存场地和中转场（库）、清洗、卫生除害处理、报检的单位；
11. 有进出境交换业务的科研单位；
12. 其他报检单位。

二、自理报检单位的设立、变更、终止

（一）自理报检单位的设立（备案登记）

根据国家质检总局的有关规定，从事出入境检验检疫报检工作的自理报

检单位在首次报检时，须先办理备案登记手续，取得报检单位备案登记号，方可办理相关检验检疫报检手续。

从 2004 年 11 月 1 日起，自理报检单位的备案登记须在"中国电子检验检疫业务网"上提出申请并办理相关手续，即备案登记申请实行网上申请、现场确认的方式。

1. 网上申请。

申请单位一律在网上申请（包括已备案登记单位的更改申请、备案年审申请、备案登记终止申请）。网址：www. eciq. cn。

2. 现场确认。

自理报检单位实施属地管理的原则。自理报检单位备案登记的申请人应向其工商注册所在地检验检疫机构提供以下资料进行现场确认：

（1）"出入境检验检疫自理报检单位备案登记申请书"；

（2）加盖企业公章的"企业法人营业执照"复印件，同时交验原件；

（3）加盖企业公章的"组织机构代码证"复印件，同时交验原件；

（4）有进出口经营权的企业须提供相关证明材料"资格证书"或"批准证书"或"对外贸易经营者备案登记表"复印件，加盖企业公章，同时交验原件；

（5）加盖企业公章的"海关注册登记证明书"，同时交验原件；

（6）检验检疫机构要求的其他相关资料。

3. 受理及审核发证。

检验检疫机构受理现场确认后，对于材料不齐全或不符合要求的，当场一次性告知需要补正的全部内容。

对符合备案要求的，检验检疫机构在 5 个工作日内核发"出入境检验检疫自理报检单位备案登记证书"。"出入境检验检疫自理报检单位备案登记证书"有效期为 5 年，期满后，自理报检单位应当到原备案的检验检疫机构办理延期换证手续。

取得该证书的自理报检单位，可以在全国范围内各口岸出入境检验检疫机构办理本单位的出入境检验检疫报检业务，无须异地办理备案登记手续。

（二）自理报检单位信息变更

自理报检单位在取得备案登记证书后登记信息发生变更的，应在 15 天内到原备案登记部门办理变更手续。

1. 信息变更内容：单位名称、注册地址、办公地址、经营范围、法定代表人、联系人、联系电话、传真、手机、单位电子邮箱、开户银行、银行账号等；

2. 涉及证书内容（公司名称、地址、法定代表人）变更的，应同时办理备案登记证书的更换；

3. 未在规定时间内办理变更手续的，检验检疫机构将按照有关管理规定作相关处理；

4. 信息变更同样实行网上申请、现场确认的方式。

5. 现场确认时需要提交的材料：

（1）"报检单位注册登记/备案信息更改申请表"；

（2）"自理报检单位备案登记证书"复印件（盖公章），涉及更改证书内容需更换证书的须交还原件；

（3）涉及公司名称、法定代表人、注册地址等内容更改的，须提供更改后的工商营业执照及组织机构代码证复印件。

（三）自理报检单位终止备案

自理报检单位在取得备案登记证书后需要终止自理报检备案的，应到原登记部门办理终止备案手续；未按规定办理终止备案手续的，检验检疫机构将按照有关管理规定作相关处理。终止备案也实行网上申请、现场确认的方式。

办理终止备案手续进行现场确认时，需要提交以下材料：

（1）"自理报检单位终止登记备案申请表"；

（2）"自理报检单位备案登记证书"须交验原件；

（3）涉及公司破产清算等原因终止备案的，须提供有关证明。

三、自理报检单位的权利

1. 根据检验检疫有关法律、法规的规定，依法办理出入境货物、人员、运输工具、动植物及其产品等与其相关的报检手续。

2. 按照有关规定办理报检，并提供抽样、检验检疫的各种条件后，有权要求检验检疫机构在国家质检部门统一规定的检验检疫期限内完成检验检疫工作，并出具证明文件。如因检验检疫工作人员玩忽职守造成入境货物超过索赔期而丧失索赔权或出境货物耽误装船结汇的，有权追究当事人责任。

3. 对检验检疫机构的检验检疫结果有异议的，有权在规定的期限内向原检验检疫机构或其上级检验检疫机构乃至国家质检总局申请复验。

4. 在保密情况下提供有关商业及运输单据时，有权要求检验检疫机构及其工作人员予以保密。

5. 自理报检单位有权对检验检疫机构及其工作人员的违法、违纪行为进行控告、检举。

四、自理报检单位的义务

1. 遵守国家有关法律、法规和检验检疫规章，对报检的真实性负责。

2. 自理报检单位应当按检验检疫机构的要求聘用报检员，由报检员凭检验检疫机构核发的"报检员证"办理报检手续。自理报检单位应加强对本单位报检员的管理，并对报检员的报检行为承担法律责任。

3. 提供正确、齐全、合法、有效的单证，完整、准确、清楚地填制报检单，并在规定的时间、地点向检验检疫机构办理报检手续。

4. 自理报检单位在办理报检手续后，应当按要求及时与检验检疫机构联系验货，协助检验检疫工作人员进行现场检验检疫、抽（采）样及检验检疫处理等事宜，并提供进行抽（采）样和检验检疫、鉴定等必要的工作条件。

5. 自理报检单位应当对已经检验检疫合格放行的出口货物加强批次管理，不得错发、错运、漏发致使货证不符，对入境的法定检验检疫货物，未经检验检疫或未经检验检疫机构许可，不得销售、使用或拆卸、运递。

6. 申请检验检疫、鉴定工作时，应按规定缴纳检验检疫费。

第二节　代理报检企业

一、代理报检企业的概念

代理报检企业是指经国家质检总局备案登记，受进出口货物收发货人或对外贸易关系人的委托，依法代为办理出入境检验检疫报检/申报业务，在工商行政管理部门注册登记的境内企业法人。

国家质检总局对代理报检企业实行备案登记制度。从事出入境检验检疫代理报检工作的单位，须办理备案登记手续，取得"代理报检企业备案登记证书"后，方可在许可的报检区域内从事指定范围内的代理报检业务。各地检验检疫机构不受理未经备案登记的报检单位的代理报检业务。

代理报检企业可以在其备案登记的直属检验检疫局辖区内从事代理报检业务。

二、代理报检企业设立的资格条件

代理报检企业（含从事报检业务的快件运营企业）首次办理报检手续时，应当向检验检疫机构提供以下材料：

1. 代理报检企业备案表。

2. "企业法人营业执照"复印件；以分公司名义申请的，需同时提交营业执照复印件、总公司授权书。

3. "组织机构代码证"复印件。

4. 企业的印章印模。

材料应当加盖企业公章，提交复印件的应当同时交验原件。

三、代理报检企业的信息变更

代理报检企业名称、备案地址、企业性质、法定代表人、报检员、营业场所、注册资金、电话号码、传真号码、电子信箱、联系人、邮政编码等内容更改的，应当在变更之日起 15 日内办理信息更改手续。办理变更手续时，必须登录中国电子检验检疫网，点击"报检企业备案登记"栏目申请变更，申请提交后打印"代理报检备案登记更改申请表"，并将该申请表和有关变更文件交至直属检验检疫局检务处审核。对经审核符合要求的，给予及时更改；代理报检企业更改信息后，不能满足代理报检企业资质要求的，代理报检企业应及时补充有关材料。补充有关材料后仍不能满足要求的，由直属检验检疫局报经国家质检总局批准后，取消其代理报检资格。代理报检企业随意更改备案信息，产生的法律责任和后果由代理报检企业承担。

对于报检员变更的，必须先办理代理报检企业变更申请，经检验检疫机构审核同意并在中国电子检验检疫代理报检企业管理系统中确认后，方可办理报检员注销和新增报检员备案手续。代理报检企业新增报检员备案时，除遵守报检员备案的一般规定外，还应提交劳动合同和办理社会保险的证明文件。

新备案登记的以及办理信息变更后的代理报检企业，应将有关备案登记证书复印件、注册或注销报检员情况以及其他有关信息向服务区内检验检疫机构检务部门备案。

四、代理报检企业的日常监督管理

1. 各级检验检疫机构按照法律法规、国家质检总局规章等规定加强对代理报检企业和报检人员的日常监督管理，维护正常的外贸秩序和检验检疫工作秩序。重点加强对代理报检企业的检验检疫信用管理和报检人员的报检差错登记管理，对违反法律法规和规章的，按规定进行处罚。

2. 充分发挥行业组织的作用。国家质检总局对报检行业组织的行业管理工作进行监督管理和指导，各级检验检疫机构对当地报检行业组织的行业管理工作进行监督管理和指导。中国出入境检验检疫协会报检分会应当加强行业自律，建立行业规范，强化行业单位和人员的监督管理，组织报检从业人

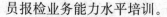

员报检业务能力水平培训。

3. 鼓励报检人员系统学习从事报检工作应具备的检验检疫基础知识、国际贸易知识、有关法律法规知识和基础英语等报检基本知识和技能，积极参加报检从业人员报检业务能力水平培训，提高报检工作效率。

五、代理报检企业的权利、义务和责任

（一）代理报检企业的权利

1. 代理报检企业经准予备案登记后，可由其在检验检疫机构备案登记的报检员，在批准的代理报检区域向检验检疫机构办理代理报检业务，但不得出借其名义供他人办理代理报检业务。

2. 除另有规定外，经国家质检总局准予备案登记的代理报检企业，允许代理委托人委托的出入境检验检疫报检业务。

3. 进口货物的收货人可以在报关地和收货地委托代理报检企业报检，出口货物发货人可以在产地和报关地委托代理报检企业报检。

4. 代理报检企业在办理代理报检业务等事项时，必须遵守出入境检验检疫法律、法规和《出入境检验检疫报检规定》，并对所报检货物的品名、规格、价格、数量、重量以及其他应报的各项内容和提交的有关文件的真实性、合法性负责，承担相应的法律责任。

5. 代理报检企业从事代理报检业务时，必须提交委托人的"报检委托书"。"报检委托书"应载明委托人的名称、地址、法定代表人姓名（签字）、机构性质及经营范围；代理报检企业的名称、地址、联系人、联系电话、代理事项，以及双方责任、权利和代理期限等内容，并加盖双方的公章。

6. 在按有关规定办理报检，并提供抽样、检验检疫的各种条件后，有权要求检验检疫机构在国家质检总局统一规定的检验检疫期限内完成检验检疫工作并出具证明文件。如因检验检疫工作人员玩忽职守，造成入境货物超过索赔期而丧失索赔权的或出境货物耽误装船结汇的，有权追究当事人责任。

7. 对检验检疫机构的检验检疫结果有异议的，有权在规定的期限内向原检验检疫机构或其上级检验检疫机构乃至国家质检总局申请复验。

8. 对所提供的带有保密性的商业、运输等单据，有权要求检验检疫机构及其工作人员予以保密。

9. 有权对检验检疫机构及其工作人员的违法、违纪行为进行控告、检举。

（二）代理报检企业的义务

1. 代理报检企业在办理代理报检业务等事项时，必须遵守出入境检验检

疫法律、法规和《出入境检验检疫报检规定》，并对所报检货物的品名、规格、价格、数量、重量以及其他应报的各项内容和提交的有关文件的真实性、合法性负责，并承担相应的法律责任。

2. 代理报检企业从事代理报检业务时，必须提交委托人的"报检委托书"，加盖双方的公章。

3. 代理报检企业应在检验检疫机构规定的期限、地点办理报检手续，办理报检时应按规定填写报检单，并提供检验检疫机构要求的必要证单；报检申请单应加盖代理报检企业的合法印章。

4. 配合检验检疫机构实施检验检疫，对已完成检验检疫工作的，应及时领取检验检疫证单和通关证明。

5. 代理报检企业应积极配合检验检疫机构对其所代理报检的有关事宜的调查和处理。

6. 代理报检企业应按要求选用报检员，并对报检员的报检行为承担法律责任。报检员不再从事报检工作或被解聘或离开本单位时，代理报检企业应及时办理注销手续。否则，因此产生的法律责任由代理报检企业承担。

7. 国家质检部门鼓励代理报检企业以电子方式向检验检疫机构进行申报，但不得利用电子报检企业端软件开展远程电子预录入。

（三）代理报检企业的责任

1. 代理报检企业对实施代理报检中所知悉的商业秘密负有保密的责任。

2. 代理报检企业应按规定代委托人缴纳检验检疫费，在向委托人收取相关费用时，应如实列明检验检疫机构收取的费用，并向委托人出示检验检疫机构出具的收费票据，不得借检验检疫机构名义向委托人收取额外费用。

3. 代理报检企业与被代理人之间的法律关系适用《中华人民共和国民法通则》的有关规定；代理报检企业的代理报检行为，不免除被代理人根据合同或法律所应承担的产品质量责任和其他责任。

4. 有伪造、变造、买卖或者盗窃出入境检验检疫证单、印章、标志、封识和质量认证标志行为的，应按出入境检验检疫相关法律、法规的规定予以行政处罚；对情节严重，涉嫌构成犯罪的，移交司法部门对直接责任人依法追究刑事责任。

5. 代理报检企业及其报检员在从事报检业务中有违反报检规定的，由检验检疫机构根据规定给予通报批评、警告；违反有关法律、法规的，按有关法律、法规的规定处理；涉嫌触犯刑律的，移交司法部门按照刑法的有关规定追究其刑事责任。

第三节　报检员

报检员是指办理出入境检验检疫报检业务的人员。报检员在办理报检业务时,应当遵守出入境检验检疫法律、法规和有关规定,并承担相应的法律责任。

报检员可以进入如下报检单位工作:有进出口经营权的国内企业,进口货物的收货人或其代理人,出口货物的生产企业,出口货物运输包装及出口危险货物运输包装生产企业,中外合资、中外合作、外商独资企业,国外(境外)企业,商社驻中国代表机构,对进出境动植物、动植物产品、装载容器、包装物、交通运输工具等进行药剂熏蒸和消毒服务的单位,以及从事集装箱的储存场地和中转场(库)、清洗、卫生除害处理、报检的单位,外贸企业、外资企业等公司,也可以到上述企业的代理人,即负责其中的报关报检业务的报关行、国际货运代理公司、无船承运人、专业咨询公司的代理报检企业或者作为国际航行交通工具(主要是船舶、民航和火车)的出入境报检的代理企业,如船舶代理公司、航空代理公司等开展报检工作。

一、报检员备案

报检人员首次为所属企业办理报检手续时,所属企业应当向检验检疫机构提供以下材料:

1. 报检人员备案表;
2. 所属单位报检备案证书;
3. 报检人员与报检企业签订的有效劳动合同;
4. 报检人员的身份证件;
5. 报检业务能力水平的证明材料。

材料(除第 5 项外)应当加盖企业公章,提交复印件的应当同时交验原件。

为保证相关工作的连续性,备案表暂用现行相关申请书,持有报检员资格证书的视同具有报检业务能力水平证明材料。代理报检企业、报检人员管理的具体办法由国家质检总局另行制定。

二、报检员的权利、义务和责任

(一)报检员的权利

1. 对于进境货物,报检员在出入境检验检疫机构规定的时间和地点办理报检，并提供抽样、检验的各种条件后，有权要求检验检疫机构在对外贸易合同约定的索赔期限内检验完毕，并出具证明。如果由于检验检疫工作人员玩忽职守造成货物超过索赔期而丧失索赔权的，报检员有权追究有关当事人的责任。

2. 对于出境货物，报检员在出入境检验检疫机构规定的地点和时间，向检验检疫机构办理报检，并提供必要的工作条件，缴纳检验检疫费后，有权要求在不延误装运的期限内检验完毕，并出具证明。如因检验检疫工作人员玩忽职守而耽误装船结汇，报检员有权追究当事人的责任。

3. 报检员对出入境检验检疫机构的检验检疫结果有异议时，有权根据有关法律规定向原机构或其上级机构申请复验。

4. 报检员如有正当理由需撤销报检时，有权按有关规定办理撤检手续。

5. 报检员在报检过程中提供的有关商业单据和运输单据，有权要求检验检疫机构及其工作人员给予保密。

6. 对出入境检验检疫机构的检验检疫工作人员滥用职权、徇私舞弊、伪造检验检疫结果的，报检员有权依法提出追究当事人的法律责任。

7. 报检员依法代表所属企业办理报检业务。报检员应当并有权拒绝办理所属企业交办的单证不真实、手续不齐全的报检业务。

（二）报检员的义务和责任

1. 报检员负责本企业的进出口货物报检申请事宜，办理业务时，出示"报检员证"，检验检疫机构不受理无证报检业务。

2. 报检员有义务向本企业的领导传达并解释出入境检验检疫有关法律、法规、通告及管理办法。

3. 报检员须依法按规定向出入境检验检疫机构履行登记或报检所必需的程序和手续，做到报检的期限和地点符合出入境检验检疫机构的有关规定，申请证单填写正确、详细，随附证单齐全，协助所属企业完整保存报检资料等业务档案。

4. 报检员有义务向出入境检验检疫机构提供进行抽样和检验、检疫、鉴定等必要的工作条件，如必要的工作场所、辅助劳动力以及交通工具等；配合检验检疫机构为实施检验检疫而进行的现场验（查）货、抽（采）样及检验检疫处理等事宜；并负责传达和落实检验检疫机构提出的检验检疫监管措施和其他有关要求。

5. 报检员有义务对经检验检疫机构检验检疫合格放行的出口货物加强批次管理，不得错发、漏发致使货证不符。对入境的法检货物，未经检验检疫或未经检验检疫机构的许可，不得销售、使用或拆卸、运递。

6. 报检员申请检验、检疫、鉴定工作时，应按规定缴纳检验检疫费。

7. 报检员必须严格遵守有关法律、法规和有关行政法规的规定，不得擅自涂改、伪造或变造检验检疫证（单）。

8. 对进境检疫物的报检必须做到：按需办理检疫审批，配合检疫进程，提供隔离场所，了解检疫结果，适时做好除害处理，对不合格货物按检疫要求配合检验检疫机构做好退运、销毁等处理。

9. 对出境检疫物的报检必须做到：配合检验检疫机构，掌握输入国家（地区）必要的检疫规定等有关情况，进行必要的自检，提供有关产地检验资料，帮助检验检疫机构掌握产地疫情，了解检疫结果，领取证书。

10. 对入境不合格的货物，应及时向出入境检验检疫机构通报情况，以便整理材料、证据对外索赔。对出境货物要搜集对方对货物的反映（尤其是有异议的货物），以便总结经验或及时采取对策，解决纠纷。

11. 在办理报检业务时严格按照规定提供真实的数据和完整、有效的单证，准确、清晰地填制报检单，并在规定的时间内缴纳有关费用。

12. 参加检验检疫机构举办的有关报检业务的培训。

13. 协助所属企业完整保存各种报检单证、票据、函电等资料。

14. 承担其他与报检业务有关的工作。

第四节 我国出入境检验检疫机构

一、我国出入境检验检疫的发展历程

我国出入境检验检疫主要由进出口商品检验、进出境动植物检疫和国境卫生检疫以及与之相关联和配套的其他业务和行政职能有机组成，其发展历程主要由萌芽、创始和发展三个阶段组成。

（一）萌芽阶段

早在春秋战国时期，属于政府行政职能范畴的检验检疫工作就已经零星散见于我国的各类史籍，据《周礼·考工记》记载，政府"以政令禁物靡而均市，以刑法伪除诈，谓之保商，而又禁其伪饰通其有无"，从而确保国内市场稳定，使商品交易得以公平、公正地进行。据《睡虎地秦简》载，战国时期秦国法律规定对于过境马车，必须用火焚燎其车身，以防止疫病传入；当时秦国还设有"疠迁所"，由专门的医务人员在其中收容和隔离麻风病人，并对其进行治疗；据《史记》载，秦相吕不韦颁布法令："物勒工名，以考其诚；工有不当，必行其罪"，在一些重要商品上铭刻工匠和各级管理者的姓名，以便追究粗制滥造者的责任。

从秦到唐的历史进程中，受对外贸易和各国人员往来规模的限制，出入境检验检疫工作（以下简称检验检疫）一直处于原始萌芽状态。

自唐代开始，在广州等重要通商口岸出现了集外贸管理、关税征收、进出口商品检验等多种职能于一体的官员——市舶使。宋代，专门的机构——市舶司设立，并明确其具有对海外贸易船只"著其所至之地，验其所易之物"的职责。市舶使和市舶司的设立，标志着我国检验检疫工作的萌芽正式破土。

元代的市舶司开始设立市舶牙人，专职的进出口商品检验鉴定人员开始进入对外贸易管理机构。与此同时，在欧洲，文艺复兴时期的意大利、法国等国开始出现专门从事对外贸易检验鉴定的公证人，西方统称其为经济人或公证人，和市舶牙人一样，承担着为贸易双方品评货物质量和数量的职责。也就是在这个时期，欧洲爆发了第二次鼠疫大流行，为了防止疫情随着商船和贸易传播，近代国境卫生检疫制度在意大利的佛罗伦萨建立。

明代的市舶司主要是为了管理朝贡贸易，为了达到"平交易、抑奸非"的目的，政府专门设立了市舶牙行来负责进出口商品检验工作。明代牙行代表政府进行市场管理，担负着"权贵贱、别精粗、衡轻重、革伪妄"的职责。明末，占据我国台湾地区的荷兰东印度拓殖公司在安平设立检疫站，对来往船只和人员进行检疫，以防止鼠疫传播。近代国境卫生检疫制度第一次传入我国，自郑成功实施全面海禁后停办。

清代实行严格的闭关锁国政策，全国只留广州一个口岸对外开放，市舶司制度瓦解，取代其外贸管理职能的是十三行。十三行既从事经营，又代表政府进行外贸管理，其商品检验职责由通事领导下的买办来履行。在西方，对外贸易公证检验机构已经十分活跃，法国也于1664年设立了官方商品检验机构，欧洲国家还建立了动植物检疫制度，各口岸的卫生检疫工作也全面展开，这标志着近代检验检疫制度在西方诞生。

（二）创始阶段

鸦片战争以后，十三行制度废止，标志着我国延续了两千多年的出入境检验检疫的萌芽被彻底扼杀。外国公证检验机构纷纷进入，海港检疫主权纷纷被外国殖民当局窃取，检验检疫主权旁落。

20世纪初，中国开始有意识地接纳和吸收西方近代检验检疫制度，在一些通商口岸和大宗商品产地、集散地，由地方政府主办的进出口检验检疫机构开始出现。在东北，鼠疫肆虐，东三省防疫管理总处正式成立。

20世纪30年代初，是中国检验检疫发展史上一个十分重要的年代，国民政府从形式上完成了对中国的统一，负责商品检验和动物检疫的商品检验局、负责植物检疫的农产物检查所（后与商品检验局合并）、负责口岸卫生检疫的海港检疫管理总处相继成立，并设立了大量分支机构。除了外商公证行以外，原先由外国人把持或由地方政府设立的检验检疫机构统一收归中央政府领导，出入境检验检疫发展第一次达到高潮。但随后由于日本的侵略，检验检疫工作很快又陷入停顿，日占区的检验检疫机构纷纷沦为侵略者和伪政权的掠夺和统治工具，迁移到内地的检验检疫机构亦举步维艰。抗战胜利后，由于国民党反动派的腐败统治，检验检疫工作腐败频发，弊端丛生，腐朽没落。

在解放区，新生人民政权开始建立新的检验检疫体系，不仅在苏联的帮助下设立了中苏联合化验室、旅大海港检疫所等检验检疫机构，而且对从旧政权接手过来的检验检疫机构进行了成功改造。

（三）发展阶段

1949 年中华人民共和国成立，检验检疫迎来了新生。业务量逐渐得到了恢复，机构开始不断扩大，各地外商私营公证检验机构也被取消，公证检验鉴定业务统一由商品检验局办理，完全收回了检验主权，检疫工作也彻底摆脱了外国人的控制，步入稳步发展的轨道。

从 1960 年开始，各地检验检疫机构陆续下放，以地方领导为主的双重领导体制，成为各级外贸和卫生主管部门的组成部分。1965 年对外动植物检疫工作由商品检验部门移交各地农业行政主管部门，一些重要的国境口岸设立了动植物检疫所，负责口岸动植物检疫工作，同样以地方领导为主。

"文化大革命"初期，检验检疫工作受到极大冲击。20 世纪 70 年代开始，在全国范围开展大整顿的氛围下，检验检疫工作率先开始了拨乱反正，各级商品检验局很快恢复了正常秩序，卫生检疫工作也逐渐恢复正常，并在部分地区开始承接原先由卫生防疫站和卫生局负责的进口食品卫生监督检验工作，为"文化大革命"后期整体国民经济形势的快速好转发挥了重要的作用。

改革开放以后，为了适应形势的需要，各级检验检疫机构又陆续划归中央垂直领导，进口食品卫生监督检验工作也于 1987 年开始统一由各级卫生防疫部门和卫生行政部门移交给各级卫生检疫所负责，逐渐形成了以国家进出口商品检验局、农业部动植物检疫总所和卫生部卫生检疫局（总所）分别领导的"三检"共同把关、各负其责的检验检疫体制，检验检疫工作在各自归口管理部门的领导下，开始实现跨越式发展，取得了辉煌的成就。

1998 年，为了改变"三检"各成系统、机构林立、职能重叠、效率低下等现状，更好地适应改革开放的形势和外经贸发展的需要，经国务院批准，对原有的检验检疫管理体制进行了改革，将原国家进出口商品检验局、卫生部卫生检疫局和农业部动植物检疫局合并组建成中华人民共和国国家出入境检验检疫局，各直属、分支检验检疫局也于1999年完成了改革。2001年4月30日，为了进一步完善社会主义市场经济，适应中国加入WTO有关协议的精神，国务院决定将国家质量技术监督局、国家出入境检验检疫局合并，组建中华人民共和国国家质量监督检验检疫总局，出入境检验检疫事业迎来了飞速发展的绝佳历史机遇。

二、我国出入境检验检疫的法律地位和意义

检验检疫工作非常重要，世界各国的法律、法规和国际通行做法、有关规则、协定等，都赋予检验检疫机构以公认的法律地位；国际贸易合同中对检验检疫一般也有明确的条款规定，使检验检疫工作受到法律保护，所签发的证件具有法律效力。

（一）国家以法律形式从根本上确定了中国出入境检验检疫的法律地位

由于出入境检验检疫在国家涉外经济贸易中的地位十分重要，全国人大常委会先后制定了《进出口商品检验法》、《进出境动植物检疫法》、《国境卫生检疫法》以及《食品安全法》等法律，分别规定了出入境检验、检疫的目的和任务，责任范围，授权执法机关和管辖权限，检验检疫的执行程序，执法监督和法律责任等重要内容，从根本上确定了出入境检验检疫工作的法律地位。

（二）检验检疫机构作为四个法律的行政执法机构，确立了它在法律上的执法主体地位

全国人大常委会通过的上述四部关于检验检疫的法律，分别作出明确规定，国务院成立进出口商品检验部门、进出境动植物检疫部门和出入境卫生检疫部门，作为授权执行有关法律和主管该方面工作的主管机关，确立了它们在法律上的行政执法主体地位。

1998年国家出入境检验检疫体制改革，实行商检、动植检和卫检机构体制合一后，合并成立的国家检验检疫机构继承了原来商检、动植检和卫检机构的执法授权，成为四部法律共同的授权执法部门。鉴于出入境检验检疫的涉外性质，国务院批准检验检疫部门实行垂直领导体制。检验检疫的另一个特点是技术性强，必须通过检测技术手段来实施法律、法规的规定。实行集中统一领导，有利于在建立、健全法规体系的同时，加强检测设备及技术和队伍的建设，以利于通过强化技术检测力量有效实施法律规定。

（三）中国出入境检验检疫法规，已形成相对完整的法律体系，奠定了依法施检的执法基础

在上述四部检验检疫法律和国务院的实施条例公布后，各种配套法规，规范性程序文件，检验检测技术标准，检疫对象的消毒、灭菌、除虫等无害化处理规范等，经过具体化和修改补充已基本完整齐备；检验检疫机构经过调整精干，健全内部管理的各项责任制度，也已基本适应了执法需要；这对于保证检验检疫的正常开展和有序进行，具有极其重要的意义。

此外，中国出入境检验检疫的法律体系，还要适应有关国际条约。迄今为止，中国已加入联合国食品法典委员会（CODEX）和亚太地区植保委员会（APPPC）等，并与世界上 20 多个国家签订了双边检验检疫协定，为中国的检验检疫与国际法规标准相一致创造了条件。

（四）中国检验检疫法律具有完备的监管程序，保证了法律的有效实施

中国的出入境检验检疫法规的实施，在近百年的发展历史中，借鉴历史传统和国际经验，已形成了一个配套体系完整、监管要素齐备的执法监督体系，保证了法律的有效实施。

第一，四个检验检疫法规都有一个具有强制性的闭环性的监管措施，其中最主要的是货物的进出口和出入境都要通过海关最后一道监管措施，未经检验检疫并取得有效证书和放行单据就无法通关过境，人员的出入境则由边防机构的监管把关来保证检疫程序的有效实施。

第二，在海关、边防把住最后一道关口的前提下，检验检疫部门的强制性报检签证程序、强制性安全卫生检测技术标准、强制性抽样检查程序也随之发挥监督作用，使有关法律、法规能够有效实施。

第三，合同规定凭检验检疫部门检验证书交货结算和对外索赔的，没有证书无法装船结汇和对外索赔，起到了有关法律、法规的监督与制约作用。

三、中国出入境检验检疫的作用

中国出入境检验检疫是随着国际贸易和人员的往来而产生的，不同的历史时期因受历史条件的局限，出入境检验检疫的作用也不相同。

在半封建半殖民地的旧中国，由于国家主权不完整，出入境检验检疫基本上被西方列强所操纵，因而在国际贸易中不能充分发挥其应有的作用。

中华人民共和国成立后，党和政府非常重视出入境检验检疫工作，在建立独立自主的检验检疫机构，停止外国在中国的检验鉴定工作的同时，及时制定了检验检疫法律、法规和相关的部门规章。随着中国改革开放和国家经济的不断发展，对外贸易的不断扩大，出入境检验检疫对保证国民经济的顺利发展，保证农林牧渔业的生产安全和人民健康，维护对外贸易有关各方的合法权益和正常的国际经济贸易秩序，促进对外贸易的发展都起到了积极的作用。它的作用主要体现在以下几个方面：

（一）出入境检验检疫是国家主权的体现

出入境检验检疫机构作为涉外经济执法机构，根据法律授权，代表国家行使检验检疫职能，对一切进入中国国境和开放口岸的人员、货物、运输工具、旅客行李物品和邮寄包裹等实施强制性检验检疫；对涉及安全卫生及检疫产品的国外生产企业的安全卫生和检疫条件进行注册登记；对所发现检疫对象或不符合安全卫生条件的商品、物品、包装和运输工具，有权禁止进口，或视情况在进行消毒、灭菌、杀虫或其他排除安全隐患的措施等无害化处理并重新检验检疫合格后，方准予进口。对于应经检验检疫机构实施注册登记的向中国输出有关产品的外国生产加工企业，必须取得注册登记证书，其产品方准予进口。这些强制性制度的出台和实施，是国家主权的具体体现。

（二）出入境检验检疫是国家管理职能的体现

出入境检验检疫机构作为执法机构，根据法律授权，对列入应实施出口检验检疫对象和范围的人员、货物、物品、危险品包装和装运易腐易变的食品、冷冻品的船舱、集装箱等，按照中国的、进口国的或与中国签订有双边检疫协定书的外国的或国际性的法规、标准的规定，实施必要的检验检疫；对涉及安全、卫生、检疫和环保条件的出口产品的生产加工企业，实施生产加工安全或卫生保证体系的注册登记，或必要时帮助企业取得进口国有关主管机关的注册登记；经检验检疫发现检疫对象或产品质量与安全卫生条件不合格的商品，有权阻止出境；不符合安全条件的危险品包装容器，不准装运危险货物；不符合卫生条件或冷冻要求的船舱和集装箱，不准装载易腐易变的粮油食品或冷冻品；对未取得安全、卫生、检疫注册登记的涉及安全卫生的产品的生产厂、危险品包装加工厂和肉类食品加工厂，不得生产加工上述产品。

经检验检疫合格的产品或取得生产加工安全卫生注册登记编号的企业，包括取得国外注册的企业，突破了国外的贸易技术壁垒，获得国外市场准入资格，使其产品在进口国能够顺利通关入境，参与到当地的市场竞争中。

上述这些对出境货物、包装及运输工具的检验检疫和注册登记与监督管理，都具有一定的强制性，是国家监督管理职能的具体体现。

（三）出入境检验检疫是国家维护根本经济权益与安全的重要技术贸易壁垒措施，是保证中国对外贸易顺利进行和持续发展的需要

1. 对进出口商品的检验检疫和监督认证是为了满足进口国的各种规定要求。世界各主权国家为保护人民身体健康，保障工农业生产、基本建设、交通运输和消费者的安全，相继制定了有关食品、药品、化妆品和医疗器械的卫生法规，各种机电与电子设备、交通运输工具和涉及安全的消费品的安全法规，动植物及其产品的检疫法规，检疫传染病的卫生检疫法规，规定有关产品进口或携带、邮寄入境，都必须持有出口国官方检验检疫机构证明符合相关安全、卫生与检疫法规标准的证书，甚至规定生产加工企业的质量与安全卫生保证体系，必须经过出口国或进口国官方注册批准，并使用法规要求的产品标签和合格标志，其产品才能取得市场准入资格。许多法规标准已形成国际法规标准。

出入境检验检疫是合理利用国际通行的非关税技术壁垒手段，保证中国对外贸易顺利进行和持续发展的需要。

2. 对进出口商品的官方检验检疫和监管认证是突破国外贸易技术壁垒和建立国家技术保护屏障的重要手段。世界各主权国家为保护人民健康，保障工农业生产、基本建设、交通运输和消费者的安全，相继制定了有关食品、药品、化妆品和医疗器械的卫生法规，各种机电与电子设备、交通运输工具和涉及安全的消费品的安全法规，动植物及其产品检疫法规，检疫传染病的卫生检疫法规，规定该产品进口或人员入境，都必须持有出口国官方检验检疫机构证明符合相关安全、卫生与检疫法规标准的证书。甚至规定生产加工企业的质量与安全卫生保证体系，必须经过出口国或进口国官方注册批准，并使用法规要求的产品标签和合格标志，其产品才能取得市场准入资格，许多法规标准已形成国际法规标准，如出口危险品包装，必须符合联合国海协的危险货物运输规则中的规定。

中国检验检疫机构对出口产品或我国生产加工企业的官方检验检疫与监管认证，是突破国外的贸易技术壁垒，取得国外市场准入资格，并使我国产品能在国外顺利通关入境的保证。

中国检验检疫机构加强对进口产品的检验检疫和对相关的国外生产企业的注册登记与监督管理，是采用符合国外通行的技术贸易壁垒的做法，以合理的技术规范和措施保护国内产业和国家经济的顺利发展，保护消费者的安全健康与合法权益，建立起维护国家根本利益的可靠屏障。

3. 加强对重要出口商品质量的强制性检验是为了促进和提高中国产品质量及其在国际市场上的竞争能力，以利于扩大出口。在世界贸易竞争日益激烈的情况下，出口商品如果质量差，必然会影响贸易成交，卖不出去或卖不上好价，即使勉强销售出去，也会引起不良影响，遭致退货或索赔，甚至丧失国外市场，遭受经济损失。特别是当前世界各国大都采取促进出口限制进口的政策，对进口商品加强限制，消费者对商品质量要求也越来越高。为维护国家的经济利益和对外信誉，有必要对重要的出口商品实施强制性检验，保证质量、规格、包装和数量、重量符合外贸合同和有关标准要求。

4. 加强对进口商品的检验是为了保障国内生产安全与人民身体健康，维护国家对外贸易的合法权益。随着对外贸易的发展，进口商品逐渐增多，总的来说进口商品的质量还是比较好的，但也存在不少问题。进口商品中以次充好、以旧顶新、以少冒多、掺杂使假等情况屡有发现，如果不认真检验，不仅会遭受经济损失，还会严重影响生产建设和人民身体健康。所以有必要对进口商品的质量、规格、包装和数量、重量按照合同和有关标准规定严格检验，把好进口商品质量关。

5. 在国际贸易中，对外贸易、运输、保险双方往往要求由官方或具有权威性的第三方，对进出口商品的质量、重量、包装、装运技术条件提供检验合格证明，作为出口商品交货、结算、计费、计税和进口商品处理质量与残损短缺索赔问题的有效凭证。中国检验检疫机构对进出口商品实施检验，提供的各种检验鉴定证明，就是为对外贸易有关各方履行贸易、运输、保险契约和处理索赔争议，提供具有公正权威的必要证件。

（四）出入境动植物检疫对保护农林牧渔业生产安全，促进农畜产品的对外贸易和保护人体健康具有十分重要的意义

保护农、林、牧、渔业生产安全，使其免受国际上重大疫情灾害影响，是中国出入境检验检疫机构担负的重要使命。

对动植物及其产品和其他检疫物品，以及装载动植物及其产品和其他检疫物品的容器、包装物和来自动植物疫区的运输工具（含集装箱）实施强制性检疫，对防止动物传染病、寄生虫和植物危险性病、虫、杂草及其他有害生物等检疫对象和其他危险疫情的传入传出，保护国家农、林、牧、渔业生产安全和人民身体健康，履行我国与外国签订的检疫协定书的义务，突破进口国在动植物检疫中设置的贸易技术壁垒，从而使中国农、林、牧、渔产品在进口国顺利通关入境，促进农畜产品对外贸易的发展，具有重要作用。

（五）国境卫生检疫对防止检疫传染病的传播，保护人体健康是一个十分重要的屏障

中国边境线长、口岸多，对外开放的海、陆、空口岸有 100 多个，是世界各国开放口岸最多的国家之一。近年来，各种检疫传染病和监测传染病仍在一些国家和地区发生和流行，还出现了一批新的传染病，特别是鼠疫、霍乱、黄热病、艾滋病等一些烈性传染病及其传播媒介。随着国际贸易、旅游和交通运输的发展，出入境人员迅速增加，随时都有传入的危险，给各国人民的身体健康造成威胁。因此，对出入境人员、交通工具、运输设备以及可能传播传染病的行李、货物、邮包等物品实施强制性检疫，对防止检疫传病的传入或传出，保护人体健康具有重要作用。

综上所述，出入境检验检疫对保证国民经济的健康发展，消除国际贸易中的技术壁垒，保护消费者的利益，促进贸易正常发展，都有非常重要的作用。

四、我国出入境检验检疫工作内容

对进出口商品进行检验、鉴定和监督管理，加强进出口商品检验工作，规范进出口商品检验行为，维护社会公共利益和进出口贸易有关各方的合法权益，促进对外贸易的顺利发展。

对出入境动植物及其产品，包括其运输工具、包装材料的检疫和监督管理，防止危害动植物的病菌、害虫、杂草种子及其他有害生物由国外传入或由国内传出，保护我国农、林、牧、渔业生产与国际生态环境和人类的健康。

对出入境人员、交通工具、运输设备以及可能传播检疫传染病的行李、货物、邮包等物品实施国境卫生检疫和口岸卫生监督，防止传染病由国外传入或者由国内传出，保护人类健康。

出入境检验检疫工作是出入境检验检疫机构依照国家检验检疫法律、法规的规定，对进出境的商品，以及运载这些商品和旅客的交通工具、运输设备，分别实施检验、检疫、鉴定、监督管理和对出入境人员实施卫生检疫及口岸卫生监督的统称。出入境检验检疫机构是主管出入境卫生检疫，动植物检疫，商品检验、鉴定、认证和监督管理的行政执法机构。

（一）法定检验检疫

法定检验检疫是指出入境检验检疫机构依照国家法律、行政法规的规定对必须检验检疫的出入境货物、交通运输工具、人员及其他法定检验检疫物依照规定的程序实施检验、检疫、鉴定等检验检疫业务，又称强制性检验检疫。

1. 法定检验检疫范围。

（1）列入《检验检疫机构实施检验检疫的进出境商品目录》的进出口商品；

（2）出口食品的卫生检验；

（3）出口危险货物包装容器的性能鉴定和使用鉴定；

（4）对装运出口易腐烂变质食品、冷冻品的船舱、集装箱等运载工具的适载检验；

（5）对有关国际条约规定须经检验检疫机构实施的进出口商品的检验；

（6）对其他法律、行政法规规定须经检验检疫机构实施的进出口商品的检验检疫。

2.《出入境检验检疫机构实施检验检疫的进出境商品目录》。

根据有关法律法规的规定和检验检疫工作需要，同时结合海关总署 2014年《商品名称及编码协调制度》（以下简称 HS 编码）调整情况，总局对《出入境检验检疫机构实施检验检疫的进出境商品目录》（以下简称《目录》）进行了调整，于 2014 年 1 月 1 日起实施。具体内容如下：

（1）2014 版《目录》概况。

2014 版《目录》中实施进出境检验检疫和监管的 HS 编码 4543 个，其中实施进境检验检疫和监管的 HS 编码 4450 个，实施出境检验检疫和监管的 HS 编码 3077 个，海关与检验检疫联合监管的 HS 编码 3 个。

（2）主要调整内容。

1）调整监管条件的 HS 编码。

①将 13 个涉及危险化学品的 HS 编码增列入《目录》。其中 2902500000、2903991000、2905121000、2905122000、2915330000、3903110000、3909400000、7603100090 等 8 个 HS 编码实施进出境检验监管，监管条件由"无"调整为"A/B"，检验检疫类别设为"M/N"；7106101900、7106101100、8108202910、8109200010 等 4 个 HS 编码实施进境检验监管，监管条件由"无"调整为"A"，检验检疫类别设为"M"；7903900090 实施进出境检验监管，监管条件由"A"调整为"A/B"，检验检疫类别设为"M/N"。

②将 3006200000、3006300000、3822001000、3822009000 等 4 个涉及特殊物品的 HS 编码增列入《目录》，实施进出境卫生检疫监管，监管条件由"无"调整为"A/B"，检验检疫类别设为"V/W"。

③8535301000、8535302000、9018110000 等 3 个 HS 编码不再实施民用商品入境验证监管，调出目录，删除监管条件"A"和检验检疫类别"L"。

2）监管条件不变，调整检验检疫类别的 HS 编码。

① 4014100000、8501109902、8501109190、8501109990、9018904000、9018909000、9021500000、9022120000、9022130000、9022140090 等 10 个 HS 编码不再实施民用商品入境验证监管，取消检验检疫类别"L"。

② 3813001000、4418101000、4418109010、4418109020、4418109090、7308300000、8424899910、8424899990、8424902000、8517623900、8540401000、8540402000、8544422100、9020000000、8471504001 等 15 个 HS 编码实施民用商品入境验证监管，增设检验检疫类别"L"。

③1211901500、1211902700、1211902900、1211903200 等 4 个 HS 编码实施进出境食品卫生监管，增设检验检疫类别"R/S"。

④ 1211901400、1211901600、1211901900、1211903300、1211903500、

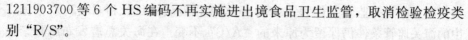

1211903700 等 6 个 HS 编码不再实施进出境食品卫生监管，取消检验检疫类别 "R/S"。

3）根据 2014 年度的海关 HS 编码的合并、拆分、变更情况，对《目录》内编码进行相应调整进行对应调整。

（3）涉及的特别监管问题的说明。

2014 版《目录》中，部分 HS 编码的检验检疫和监管特别解释如下：

1）与海关联合监管。HS 编码 7102100000、7102210000、7102310000 的海关监管条件为 "D"，实施海关与检验检疫联合监管，暂不设检验检疫类别。

2）实施放射性检测。前四位为 2516、2607、6802 项下的 HS 编码海关监管条件为 "A"，检验检疫类别为 "M"，仍仅实施现场放射性检测，不实施进口商品检验。

3）实施符合性确认。

①HS 编码 8414301101、8414301190、8414301200、8414301401、8414301402、8414301490、8414301501、8414301502、8414301590、8415812001、8415812090、8415822001、8415822090、8418500000 的海关监管条件为 "A/B"，检验检疫类别为 "L. M/" 或 "M"。此类编码项下的商品出口时，出入境检验检疫机构仅对进出口单位提供的为非氯氟烃制冷剂、发泡剂证明（产品说明书、技术文件以及供货商的证明）进行符合性确认。

②HS 编码 8418101000、8418302100、8418402100、8418699020 的海关监管条件为 "A/B"，检验检疫类别为空，此类编码项下的商品进出口时，出入境检验检疫机构仅对进出口单位提供的为非氯氟烃制冷剂、发泡剂证明（产品说明书、技术文件以及供货商的证明）进行符合性确认。

4）实施临时强制措施。根据国家质检总局和海关总署 2007 年第 131 号联合公告《关于对全地形车等产品进行强制出口检验管理的公告》，HS 编码 3924100000、7615109010 的海关监管条件为 "A/B"，检验检疫类别为 "R/"，HS 编码 8703101100 的海关监管条件为 "/B"，检验检疫类别为空，出入境检验检疫机构对此类编码项下的出口商品实施强制性出口检验管理，但属临时强制措施，解除时另行公告。

5）涉及禁止进出/口的 HS 编码检验检疫监管。

0501000000 等 7 个 HS 编码对应商品列入禁止进口范畴，海关 H2000 数据库中的海关监管条件为 "/B" 或为空，但检验检疫法检目录和 CIQ2000 数据库中的海关监管条件仍保留为原来的 "A/B" 或 "A/"。海关总署发布解除禁止进口公告前一律禁止进口。详见附件。

0510001010 等 41 个 HS 编码对应商品列入禁止出口范畴，海关 H2000

数据库中的海关监管条件为"A/"，但检验检疫法检目录和CIQ2000数据库中的海关监管条件仍保留为原来的"A/B"不变。在海关总署发布解除禁止出口公告前一律禁止出口。详见附件。

0506909011等3个HS编码对应商品列入禁止进出口范畴，海关H2000数据库中的海关监管条件为空，但检验检疫法检目录和CIQ2000数据库中的海关监管条件仍分别保留原来的"A/B"不变。在海关总署发布解除禁止进出口公告前一律禁止进出口。详见附件。

6）涉及食品添加剂类的HS编码监管。参照总局、商务部、海关总署联合发布的《关于对人类食品和动物饲料添加剂及原料产品实施出入境检验检疫的公告》（2007第70号）和总局《关于对人类食品和动物饲料添加剂及原料产品实施出入境检验检疫有关问题的通知》（国质检通函〔2007〕209号）有关要求执行。同时，根据申报用途确定检验检疫类别。如企业申报为"医药工业用途"等属于非食品用途的，可参照《公告》中"申报仅用于工业用途，不用于人类食品和动物饲料添加剂及原料的产品"的有关规定执行。涉及医药监管事宜，请企业咨询有关主管部门。

7）涉及强制性产品认证的HS编码的管理。为方便管理，在CIQ2000系统中部分对应商品涉及强制性产品认证的HS编码的CCC入境验证类别设为"L"，但"L"仅作为对应商品的验证提示，不作为对应商品凭"入境货物通关单"验放的监管条件。

8）对未列入检验检疫法检目录，但国家法律、法规、规章规定应当实施出入境检验检疫的进出境商品（包括成套设备），出入境检验检疫机构应依法实施出入境检验检疫。

3. 其他调整。

为贯彻落实国务院关于促进进出口稳增长、调结构的有关要求，根据《中华人民共和国进出口商品检验法》及其实施条例有关规定，国家质检总局对《出入境检验检疫机构实施检验检疫的进出境商品目录》进行了调整，自2013年8月15日起施行。

对1507个海关商品编码项下的一般工业制成品不再实行出口商品检验。其中，1420个海关商品编码项下的商品调出《出入境检验检疫机构实施检验检疫的出境商品目录》；87个海关商品编码项下的商品需要实施出境动植物检疫，仍保留在《出入境检验检疫机构实施检验检疫的出境商品目录》中。对危险化学品、烟花爆竹、打火机、玩具及童车产品、食品接触产品、汽车和稀土等工业品继续实行出口商品检验，对出口危险化学品包装及其他危险货物包装继续实行性能和使用检验。

根据有关部门要求，将 2 个海关商品编码项下的褐煤产品新增进口检验检疫监管，进出口商品收/发货人或代理人须持出入境检验检疫机构签发的"入境货物通关单"向海关办理进口手续。

相关目录内容详见国家质检总局网站（www.aqsiq.gov.cn）。

（二）进出口商品检验

主要包括一般进出口商品检验，进口废物原料、旧机电产品装运前检验和出口危险货物运输包装检验。

1. 一般进出口商品检验。

（1）凡列入《出入境检验检疫机构实施检验检疫的进出境商品目录》的进出口商品和其他法律、法规规定须经检验的进出口商品，必须经过出入境检验检疫部门或其指定的检验机构检验。

（2）必须实施的进出口商品检验，是指确定列入《出入境检验检疫机构实施检验检疫的进出境商品目录》的进出口商品是否符合国家技术规范的强制性要求的合格评定活动。检验检疫机构根据需要，对检验合格的进出口商品，可以加施检验检疫标志或封识。

2. 进口废物原料装运前检验。

（1）对国家允许作为原料进口的废物，实施装运前检验制度，防止境外有害废物向我国转运。进口废物前，进口单位应先取得国家环保部签发的"进口废物批准证书"。

（2）收货人与发货人签订的废物原料进口贸易合同中，必须订明所进口的废物原料须符合中国环境保护控制标准的要求，并约定由出入境检验检疫机构或检验机构实施装运前检验，检验合格后方可装运。

3. 旧机电产品装运前检验。

进口旧机电产品的收货人或其代理人应在合同签署前向国家质检总局或收货人所在地直属检验检疫局办理备案手续。

对按规定应当实施装运前预检验的，由检验检疫机构装运前预检检验机构实施装运前检验，检验合格后方可装运。运抵口岸后，检验检疫机构仍将按规定实施到货检验。

4. 出口危险货物运输包装检验。

生产危险货物出口包装容器的企业，必须向检验检疫机构申请包装容器的性能鉴定。生产危险货物的企业，必须向检验检疫机构申请危险货物包装容器的使用鉴定。

（三）动植物及动植物产品检疫

检验检疫机构依法实施动植物检疫的有：进境、出境、过境的动植物、动植物产品和其他检疫物，装载动植物、动植物产品和其他检疫物的装载容器、包装物、铺垫材料，来自动植物疫区的运输工具，进境拆解的废旧船舶，有关法律、行政法规、国际条约规定或者贸易合同约定应当实施进出境动植物检疫的其他货物、物品。

1. 对于国家列明的禁止进境物作退回或销毁处理。

2. 对进境动物、动物产品、植物种子、种苗及其他繁殖材料实行进境检疫许可制度，在签订合同之前，先办理检疫审批。

3. 对出境动植物、动植物产品或其他检疫物，检验检疫机构对其生产、加工、存放过程实施检疫监管。

4. 对过境运输的动植物、动植物产品和其他检疫物实行检疫监管。

5. 对携带、邮寄动植物、动植物产品和其他检疫物进境实行检疫监管。

6. 对来自疫区的运输工具，口岸检验检疫机构实施现场检疫和有关消毒处理。

（四）卫生检疫与处理

检验检疫机构对出入境的人员、交通工具、集装箱、行李、货物、邮包等实施医学检查和卫生检疫，对未染有检疫传染病或者已实施卫生处理的交通工具签发入境或者出境检疫证。

检验检疫机构对入境、出境人员实施传染病监测，有权要求出入境人员填写健康申明卡，出示预防接种证书、健康证书或其他有关证件。对患有鼠疫、霍乱、黄热病的出入境人员，应实施隔离留验。对患有监测传染病的出入境人员，视情况分别采取留验、发给就诊方便卡等措施。

检验检疫机构负责对国境口岸和停留在国境口岸的出入境交通工具的卫生状况实施卫生监督。包括：监督和指导对啮齿动物、病媒昆虫的防除，检查和检验食品、饮用水及其存储、供应、运输设施；监督从事食品、饮用水供应的从业人员的健康状况；监督和检查垃圾、废物、污水、粪便、压舱水的处理。可对卫生状况不良和可能引起传染病传播的因素采取必要措施。

检验检疫机构负责对发现的患有检疫传染病、监测传染病、疑似检疫传染病的入境人员实施隔离、留验和就地诊验等医学措施，对来自疫区、被传染病污染、发现传染病媒介的出入境交通工具、集装箱、行李、货物、邮包等物品进行消毒、除鼠、除虫等卫生处理。

（五）进口商品认证管理

国家对涉及人类健康和动植物生命和健康，以及环境保护和公共安全的产品实行强制性认证制度。凡是列入《中华人民共和国实施强制性产品认证的产品目录》内的商品，必须经过指定的认证机构认证合格，取得指定认证机构颁发的认证证书并加施认证标志后，方可进口。此目录内的商品在进口时，检验检疫机构按规定实施验证，查验单证、核对货证是否相符。

（六）质量认证与法检出口货物的质量许可

国家质检总局负责管理和组织实施全国与进出口有关的质量认证认可工作。国家出入境检验检疫局授权成立的中国国家进出口企业认证机构认可委员会（CNAB），负责从事中国进出口领域认证机构认可工作和相应的认证评审员注册工作。提出申请的认证机构经评审证明符合认可委员会规定的认可条件，即可在进出口质量体系认证领域获得认可委员会的认可。

经国家出入境检验检疫局授权的中国国家进出口商品检验实验室认可委员会（CCIBLAC），统一负责实验室的认可工作。提出申请的实验室经评审组评审证明符合认可委员会规定的认可条件，即可在进出口商品检验领域内获得认可委员会的认可。经认可或注册的实验室有资格承担国家出入境检验检疫局指定的检验检疫工作并出具检验报告。

（七）进出口商品鉴定

1. 外商投资财产价值鉴定。

外商投资财产价值鉴定是指各地出入境检验检疫机构及其授权的外商投资财产价值鉴定机构，依据《商检法实施条例》、《外商投资财产鉴定管理办法》和《外商投资财产鉴定规程》的有关规定，根据外商投资企业有关资料，参照国际惯例，运用科学、可行的方法，对外商投资财产进行分析、鉴定并确定其价值的过程。

外商投资财产价值鉴定的范围包括国外以及我国港、澳、台地区的公司、企业和其他经济组织或个人等投资者（以下统称外商）在中国境内举办中外合资经营企业、中外合作经营企业或外商独资企业（以下统称外商投资企业）及各种对外补偿贸易方式中，外商投入或者受外商投资企业委托从境外购进的财产，包括机器设备、交通工具、办公用品、产成品、原材料等有形财产及工业产权、商标、专用技术、商誉等无形资产进行价值鉴定，损失鉴定，品种、质量、数量等方面的鉴定。

2. 适载检验和残损鉴定。

（1）对装运出口易腐烂变质的食品、冷冻品的船舶和集装箱等运输工具，承运人、集装箱单位或其代理人必须在装运前向口岸检验检疫机构申请适载检验。

（2）对外贸易关系人及仲裁、司法等机构，对海运进口商品可向检验检疫机构申请办理残损鉴定、监视卸载、海损鉴定、验残等残损鉴定工作。

（八）涉外检验检疫、鉴定、认证机构审核认可和监督

对于拟设立的中外合资、合作进出口商品检验、鉴定、认证公司，由国家出入境检验检疫局负责对其资格信誉、技术力量、装备设施及业务范围进行审查。合格后出具"外商投资检验公司资格审定意见书"，然后交由外经贸主管部门批准。在工商行政管理部门办理登记领取营业执照后，再到国家出入境检验检疫局办理"外商投资检验公司资格证书"，方可开展经营活动。

国家质检总局对从事进出口商品检验、鉴定、认证业务的中外合资、合作的机构、公司及中资企业，对其经营活动实行统一监督管理，对境内外检验鉴定认证公司设在各地的办事处，实行备案管理。

（九）一般原产地证与普惠制产地证签证管理

出入境检验检疫机构是签发一般原产地证的官方机构，同时也是我国政府授权签发普惠制产地证的唯一机构。我国出口受惠商品出口到下述 40 个给惠国时，可以享受减免进口关税的优惠待遇：欧盟 28 个成员国及澳大利亚、新西兰、加拿大、日本、俄罗斯、白俄罗斯、乌克兰、哈萨克斯坦、瑞士、挪威、土耳其、列支敦士登。出口单位可向各地出入境检验检疫机构申请办理普惠制产地证和一般原产地证。

（十）与外国和国际组织开展合作

检验检疫部门承担 WTO/TBT 协议和 SPS 协议咨询点业务，承担 UN、APEC、ASEM 等国际组织在标准与一致化和检验检疫领域的联络点工作，负责对外签订政府部门间的检验检疫合作协议、认证认可合作协议、检验检疫协议执行议定书等，并组织实施。

● **相关链接**

国际知名民间商品检验机构

除我国的检验检疫机构外，当今活跃在国际贸易领域中的各类商检机构、鉴定机构有 1 000 多家，其中既有官方机构，也有民间和私人机构。有的综合性检验鉴定公司业务遍及全球，涉及国际贸易中各类商品的检验鉴定工作。其中有些比较著名的检验机构由于其检验比较公正、合理、科学，已被许多国家所认可，其鉴定结果亦成为商品进入国际市场的通行证。目前在国际上比较有影响力的民间商检机构有：

一、瑞士通用公证行（SGS 国际贸易）

瑞士通用公证行（SOCIETE GENERALE DE SURVEILLANCE S.A.）是目前世界上最大的专门从事国际商品检验、测试和认证的集团公司，是一家在国际贸易中极有影响力的民间独立检验机构。SGS 创建于 1878 年，其总部设在日内瓦。据 1994 年的资料称，SGS 在世界上 142 个国家设有274个分支机构、1 150多个办事处及291个实验室,雇用了近3万名员工,年商品检验业务量占世界贸易总量的5%。SGS是一个综合性的检验机构,可进行各种物理、化学和冶金分析,包括进行破坏性和非破坏性试验,向委托人提供一套完整的数量和质量检验及有关的技术服务,提供装运前的检验服务,提供各种与国际贸易有关的诸如商品技术、运输、仓储等方面的服务,监督与购销、贸易、原材料、工业设备、消费品迁移有关联的全部或任何一部分的商业贸易及操作过程。在SGS内部,按照商品分类,设立了农业服务部、矿物化工和冶金服务部、非破坏性试验科、国家政府合同服务部、运输和仓库部、工业工程产品服务科、风险和保险服务部等部门。SGS在中国的业务由香港SGS中国事务部承担。SGS与我国国家技术监督局合资开办"通标检验公司",取"通用公证行"和"标准计量局"首字之意,主要办理CISS业务。

二、英国英之杰检验集团(IITS)

英国英之杰检验集团(INCHCAPE INSPECTION AND TESTING SERVICES)是一个国际性的商品检验组织,总部设在伦敦。为了提高其在世界贸易领域中的竞争地位,IITS通过购买世界上有名望、有实力的检验机构,组建了自己的检验集团。IITS集团包括嘉碧集团、天祥国际公司、安那实验室、英之杰劳埃德代理公司(汉基国际集团、马修斯但尼尔公司)、英特泰克服务公司及英特泰克国际服务有限公司等。

这些附属机构独立经营,各机构均有自己的专业技术人员和设备,以自身名义提供服务,财务由英之杰总部协调,IITS各集团、公司与其分支机构在世界上90多个国家与地区设有办事机构与实验室。IITS与中国CCIC有多年的友好往来,并签订委托检验协议。

三、日本海事检定协会(NKKK)

日本海事检定协会(NIHON KAIJI KENTEI KYOKAI)创立于1913年,是一个社团法人检验协会,主要是为社会公共利益服务。NKKK总部设在东京,除在本国各主要港口设有检验所外,还在泰国、新加坡、马来西亚、菲律宾和印度尼西亚等国设有海外事务所。目前,NKKK在国内外设立的分支机构有70多个,业务范围很广,主要检验项目有:舱口检视、积载鉴定、状态检验、残损鉴定、水尺计重、液体计量、衡重衡量及理化检验等,还接受从厂家到装船或从卸货到用户之间的连续检验。NKKK与中国商品检验机构签订长期委托检验协议,多年来,双方有着密切的相互委托检验业务和频繁的技术交流。

四、新日本检定协会（SK）

新日本检定协会（SHIN NIHON KENTEI KYOKAI，英文名 NEW SURVEYORS AND SWORN MEASURES ASSOCIATION）创立于 1948 年，是日本的一个财团法人检验协会，为财团的经济利益服务。其主要业务是海事检定、一般检验、集装箱检查、理化分析和一般货物检量等。SK 总部设在东京，在全国各地设有 9 个分支机构、22 个办事处、2 个实验室，在新加坡、马来西亚、印度尼西亚等国有其营业所、办事处或代理。SK 与韩国、美国、巴基斯坦等国客户签有代理合同，与中国商品检验机构有良好的委托业务关系。

五、日本海外货物检查株式会社（OMIC）

日本海外货物检查株式会社是经日本运输省、农林省、厚生省注册登记认可的，具有比较完善的检验技术和设备的国际性股份有限检验公司。其主要检验业务是工业品检验，化肥、化学品、医药品检验，矿产品检验和农作物土特产品检验，此外，OMIC 还接受日本政府指定的国外检验业务。OMIC 成立于 1954 年，总部设在东京。公司内部设总务部、业务部、财务部、检查部、咨询部、粮食部、油脂饲料食品部、钢材部、机械成套设备部 9 个部和 1 个中央研究所。国内在大阪、福山、广岛、北九州、名古屋设有分公司或办事处，国外在泰国、波兰、马来西亚、印度、菲律宾、加拿大设有分支机构。OMIC 与世界上 70 多个国家的检验机构或贸易企业签署业务合作协议，与中国商品检验总公司（CCIC）签订合作协议，由 CCIC 代其办理中国对尼日利亚、巴基斯坦、伊朗等国出口商品的装船前检验业务，代其签发进口国商人通关用的清洁报告书（CRF）。

六、美国安全试验所（UL）

美国安全试验所（UNDERWRITERS LABORATORIES INC.）始建于 1894 年，总部设在伊利诺伊州的诺斯布鲁克，在纽约州的长岛、佛罗里达州的坦帕、加利福尼亚州的桑塔克莱拉等地设有分支机构。UL 公司是美国最有权威的也是世界上最大的对各类电器产品进行检验、测试和鉴定的民间检验机构。美国许多州的法律明文规定，没有 UL 标志的家电产品不准在市场上销售。在美国，无论个人、家庭、学校、机关，在市场上选购电风扇、电熨斗、电热毯、电吹风、电烤箱、微波炉、电热水器、电按摩器等家用电器时，只要看到贴有 UL 标志，便觉得放心，用起来有一种安全感，这是由于 UL 公司 90 多年来长期从事机电产品安全性能的鉴定，信用良好。UL 工程检验分为 6 个部门：防盗和信号，灾害和化学危害，电气，防火，供暖、空调和冷冻，船舶用品。UL 公司的业务主要是按照 UL 标准提供对建筑材料、防火设备、机械电器设备、海事设备、石油天然气设备等产品设计的安全性能审核、测试、鉴定和对工厂生产过程跟踪测试检验，并加贴 UL 标志。UL 产品标准自成体系。测试鉴定重点专注于产品安全性能，如对大小电器的开关、变压器、导线等产品都要做多项试验，经鉴定符合 UL 标准规定的，方予认可，准许列名、投产和加贴 UL 标志。UL 人员可在事先不通知的情况下到工厂进行检查，以确定使用 UL 标志的产品是否真正符合 UL 的安全标准。UL 公司除在美国本土设有分支机构外，还与加拿大、德国、瑞典、英国、日本、中国、中国香港等国家和地区的检验机构建立了业务关系。UL 在中国的业务由中国进出口商品检验总公司（CCIC）及其下属分公司承办。

七、美国材料与试验学会（ASTM）

美国材料与试验学会（AMERICAN SOCIETY FOR TESTING AND MATERIALS）成立于 1896 年，总部设在费城，是美国资格最老、规模最大的学术团体之一，是从事工业原材料标准化的一个非官方组织。ASTM 从事的业务范围十分广泛，涉及冶金、机械、化工、纺织、建筑、交通、动力等领域所生产或所使用的原材料及半成品。ASTM 所制定的标准范围广、影响大、数量多，其中大部分被美国国家标准学会（ANSI）直接纳入国家标准。美国的一些专业学会，如钢铁、纺织、机械工程等，都与 ASTM 有合作关系。ASTM 在国际上也很有影响力，它所制定的标准被国际上很多贸易双方采用作为供货合同的品质条款，我国进口的原材料检验也常用 ASTM 标准。ASTM 制定的分析、测试方法，被世界各国许多实验室用来作为方法标准。

八、加拿大标准协会（CSA）

加拿大标准协会（CANADIAN STANDARDS ASSOCIATION）成立于 1919 年，其目的是在工业界建立规则，负责制定电气领域里自愿采用的标准。加拿大标准协会实验室负责设备标准试验和认证，CSA 制定的用于安全认证的标准，适用于各种各样的电气设备，从工业用设备、商业用设备到家用电器等。

九、国际羊毛局（IWS）

国际羊毛局（INTERNATIONAL WOOL SECRETARIAT）成立于 1937 年，是一个非营利性机构。其宗旨是为各成员国的养羊人士建立羊毛制品在全球的长期需求。成员国中最大的羊毛出口国是澳大利亚、新西兰等南半球一些国家，它们出口的原毛占全球年成交量的80％左右。

国际羊毛局总部设在伦敦，其产品开发和市场服务中心设在伦敦的依其利。国际羊毛局在世界上34个最重要的羊毛市场上设有分支机构，组成了一个国际性的服务网。

国际羊毛局本身并不制造和销售羊毛制品，但它在建立羊毛需求的过程中，经常与纺织工业各层次的单位保持密切的联系，包括为零售商和羊毛纺织工业生产单位提供原毛挑选、加工工艺、产品开发、款式设计、品质控制、产品推广等方面的协助和支持，并与他们联合进行宣传活动。

国际羊毛局中国分局设在香港九龙，其主要活动是，推广纯羊毛标志，利用电视、杂志等媒介，向消费者宣传纯羊毛标志的意义；利用每季度的《国际羊毛局通讯》，传递各种活动情况及其他资料；搜集和分析经济及市场资料，向国内有关单位提供信息和咨询服务；审批纯羊毛标志挂牌工厂，向其提供技术和品质控制的协助，保证挂牌产品的质量；利用培训班、时装表演等形式，提供国际最新的时装和潮流信息，协助有关企业提高产品设计水平。

附件1-1：报检单位登记（备案）申请表

××出入境检验检疫局报检单位登记（备案）申请表

（单位公章）

登记代码：

申请日期： 年 月 日

单位名称	中文：		
	英文：		
通信地址		邮政编码	
企业法人		联系人	
传真		联系电话	
海关代码		技监代码	
企业性质	□国有企业　　□中外合资企业　　□集体企业　　　□其他 □中外合作企业　□外商独资企业　　□私营企业（三资企业投资国别：　　）		
企业类别	□外贸公司　　　　　□配餐料使用单位　　　□进境植物产品仓储单位 □有自营权的生产企业　□进境动物产品仓储单位　□出境植物产品仓储单位 □集装箱场站　　　　□出境动物产品仓储单位　□进境植物产品运输单位 □注册厂（库）　　　□进境动物产品运输单位　□出境植物产品运输单位 □出口货物生产企业　□出境动物产品运输单位　□进境植物隔离场 □代理报检单位　　　□进境动物隔离场　　　□出境植物隔离场 □熏蒸单位　　　　　□出境动物隔离场　　　□进境植物种植场 □国内定点加工厂　　□进境动物养殖场　　　□出境植物种植场 □国外定点加工厂　　□出境动物养殖场　　　□其他		
申请类别	□登记		
	□备案	报检单位登记代码	
检验检疫 机构意见	经办人： 日期： 年 月 日		
备注			

说明：1. 报检单位办理登记时应提供本单位营业执照、组织机构代码证、政府批文和进出口企业资格证书或外商投资企业批准证书（复印件）。

2. 报检单位办理异地备案时应提供单位所在地检验检疫机构出具的报检单位登记证（复印件）。

附件 1-2：自理报检单位年审表

自理报检单位年审表

自理报检单位备案登记号：　　　　　　　填表日期：　　　年　月　日

企业名称	（中文）				
（全称）	（英文）				
详细地址					
联系电话			法定代表人姓名		
组织机构代码			进出口经营权批准文号		
本企业现有报检员					
	姓　名	性别	报检员证号	报检员资格证号	联系电话（手机）
1					
2					
3					
4					
5					
××××年报检情况					
主要进口货物	品　名			批　　次	
主要出口货物	品　名			批　　次	
企 业 公 章			企业法人亲笔签名		
企业声明					
兹申请××出入境检验检疫局对本自理报检单位进行××××年年审，本企业保证上述申报内容真实、准确，如弄虚作假，愿按照《商检法》的有关规定接受相应处罚。					
年审结论（本栏由检验检疫核查人员填写）					
年审结论				核查人姓名	
				核查日期	

附件 1-3：保证书

保证书

_____出入境检验检疫局：

为促进外贸的发展，给企业提供较多的方便，我单位现申请代理进出口商品报检业务，为使这项工作顺利健康发展，我单位做出如下保证：

1. 遵守出入境检验检疫法律、法规和规定，依法如实报检。

2. 承担被代理人在经济贸易活动中应承担或所涉及的有关出入境检验检疫方面的义务，承担或解决由代理报检而产生或涉及的纠纷及其后果。

3. 对我单位派出的或指定的代理报检员的一切涉及出入境检验检疫的行为负法律责任。

4. 自觉接受出入境检验检疫机构的管理，如实报告代理报检情况，不隐瞒，不欺骗。

5. 按国家有关规定，代被代理人缴纳检验检疫费及其他规定的费用。

法人代表（签字）：   公司（公章）

   年　月　日   年　月　日

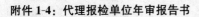

附件1-4：代理报检单位年审报告书

代理报检单位年审报告书

填制时间：_____

单位名称		注册登记号	
单位资质变动情况			
本年度代理报检业务情况及分析			
遵守代理报检单位管理规定情况			
遵守检验检疫法律法规情况			
代理报检差错及原因分析			
自我评估			
其他需要说明的情况			

代理报检单位年审表填制说明

1. 各项表格填制应真实有效并加盖企业公章，如内容过多，可另附页。

2. 单位资质变动情况：填写本年度注册资金、经营场所、报检员人数及办理检验检疫业务所需条件等资质变动情况并附相应的证明资料。

3. 本年度代理报检业务情况及分析：主要填写本年度代理报检业务经营及管理情况。如本年度代理报检总批次（分进口和出口）等，主要代理企业的信息（列出前 10 家企业的名称、详细地址、联系人、电话），业务管理制度建设及落实方面所做的工作，如代理报检业务档案的建立、代理报检的主要方式和流程等。

4. 遵守代理报检单位管理规定的情况：主要填写企业遵守代理报检单位管理规定情况，如是否存在借检验检疫机构名义向委托人收取额外费用的情况；是否按规定向检验检疫机构提交报检委托书（一式三联）；是否出让本企业的名义供他人办理代理报检业务；是否提供不真实情况，导致代理报检的货物不能落实检验检疫；是否遵守回避制度等。

5. 遵守检验检疫法律法规情况：本年度违反检验检疫法律、法规及受违规处理和行政处罚的情况。

6. 代理报检差错及原因分析：本年度代理报检单位对报检员的管理及所属报检员违规违法、发生主要差错的情况。填写差错情况要对差错进行分析归类，找出原因及拟采取的纠正措施等，可另附报检员差错原因分析表格。

7. 自我评估：对本年度代理报检管理及遵守法律法规方面的自我评价。

8. 其他需说明的情况：本年度代理报检单位基本信息登记、变更情况（如名称、法人代表、企业性质、注册地址、报检员变动等），代理报检的收费标准、收费总金额、收费管理情况，以及企业认为需要说明的其他情况，如公司的体系认证情况和获得的各类省市级以上荣誉称号等。

附件1-5：报检员证注销申请表

报检员证注销申请表

编号：

单位名称		单位代码	
报检员姓名		联系电话	
身份证号		报检员证号	

_____出入境检验检疫局：

　　上述报检员为我单位报检员，因_____，需办理其报检员证的注销手续，特此申请。

单位负责人（签字）：　　　　　　　　　　　　　　　　　　　　（单位公章）

　　　　　　　　　　　　　　　　　　　　　　　　　　　　　年　月　日

检验检疫机构 审核意见	
	经办人：　　　　　　　　　　　　　　　　年　月　日
报检员证注销 证明编号	
备　注	

　　注：所属报检员不再从事报检业务、因故停止报检业务和解聘报检员的，企业应向检验检疫机构提出申请办理报检员证注销手续。

附件1-6：报检员证延期申请表

报检员证延期申请表

编号：

姓　名		联系电话	
报检员证号		初次发证日期	
所属单位		单位代码	
日常报检工作情况	□遵守检验检疫法规和规定，无差错/违规行为 □有差错/违规行为，未曾被暂停报检资格 □有差错/违规行为，曾被暂停报检资格 □有违规行为，致使所属单位曾被行政处罚 □其他：（两个记分周期分别被扣＿＿＿＿＿分；＿＿＿＿＿分）		
该报检员证有效期至＿＿＿＿年＿＿＿＿月＿＿＿＿日届满，现申请办理延期。本人保证上述情况真实、准确。 签名：　　　　　　　　　　　　　　　　　　　　　　　　　　　日期：			
＊检验检疫机构审核意见	□审核合格，延长有效期至＿＿＿＿年＿＿＿＿月＿＿＿＿日； □审核不合格，原因：＿＿＿＿＿＿＿＿＿，需参加培训考试。 经办人：　　　　　　　　　　　　　　　　　　　　　　日期：		
	培训考试结果： □考试/补考合格，延长有效期至＿＿＿＿年＿＿＿＿月＿＿＿＿日 □考试/补考不合格，取消报检员证 □未参加培训考试，取消报检员证 经办人：　　　　　　　　　　　　　　　　　　　　　　日期：		
备注			

说明：带＊部分内容由检验检疫机构填写

复习思考题

一、单项选择题

1. 以下描述错误的是（   ）。

A. 报检员有权拒绝办理所属企业交办的手续不齐全的报检业务

B. 报检员不得同时兼任两个或两个以上报检单位的报检工作

C. 通过报检员资格考试取得报检员资格证的人员，即可从事报检业务

D. 检验检疫机构对报检员的管理实施差错登记制度

2. 自理报检单位应在（   ）检验检疫机构办理备案登记手续。

A. 报检地　　　B. 报关地　　　C. 工商注册地　　D. ABC 都可以

3. 报检单位在按有关规定办理报检，并提供抽样、检验检疫的各种条件后，有权要求检验检疫机构在（   ）内完成检验检疫工作，并出具证明文件。

A. 合同规定的装船期限　　　　　B. 规定的检验检疫期限

C. 货主要求的期限　　　　　　　D. 代理单位要求的期限

4. 根据《出入境检验检疫代理报检管理规定》，以下情况中（   ）属于须具备代理报检资格的单位才可以从事报检业务的。

A. 某服装生产厂为外贸公司采购该厂生产的服装办理出境报检手续

B. 某外贸公司代理某生产厂进口加工原料并办理入境报检手续

C. 某货运代理公司为本公司进口的货物办理入境报检手续

D. 某外贸公司为其他外贸公司出口的货物办理出境报检手续

二、多项选择题

1. 自理报检单位的范围为（   ）。

A. 有进出口经营权的国内企业

B. 中外合资、中外合作、外商独资企业

C. 进出境动物隔离饲养和植物繁殖生产单位

D. ABC 都不是

2. 报检人对检验检疫机构作出检验检疫结果有异议需复验的，可以向（   ）申请。

A. 原检验检疫机构

B. 当地法院

C. 作出检验检疫结果的原检验检疫机构的上一级检验检疫机构

D. 当地仲裁委员会

3. 接受委托的代理报检单位应完成下列代理报检行为：（　　　）。

A. 办理报检手续

B. 缴纳检验检疫费

C. 代填厂检单

D. 联系配合检验检疫机构实施检验检疫

4. 以下关于代理报检单位权利和义务的表述正确的有（　　　）。

A. 报检时必须提交符合检验检疫机构要求的代理报检委托书

B. 有权要求检验检疫机构保守有关商业秘密

C. 有义务代委托人缴纳检验检疫费

D. 可以授权他人以自己的名义从事代理报检业务

5. 检验检疫机构对必须经检验检疫机构检验检疫的进出口商品以外的进出口商品，根据有关规定实施（　　　）。

A. 申请检验　　　B. 委托检验　　　C. 抽查检验　　　D. 批批检验

三、判断题

1. 无进出口经营权的出口货物生产企业不能办理自理报检单位备案登记。（　　　）

2. 报检员可代替工厂检验员填写厂检单。（　　　）

3. 代理报检单位报检时，应按规定填写报检申请单，并由委托单位加盖合法印章。（　　　）

4. 代理报检单位从事代理报检业务时，应填写报检委托书，并加盖双方公章。（　　　）

5. 代理报检单位应按规定代委托人缴纳检验检疫费，在向委托人收取相关费用时，应将检验检疫费、代理费等费用列明并出具代理报检单位的收费票据。检验检疫机构出具的收费票据可以不出示。（　　　）

6. 进口货物的收货人可以委托同一家代理报检单位在报关地或收货地报检出口货物，发货人同样可以委托同一家代理报检单位在产地和报关地报检。（　　　）

四、简述题

1. 简述自理报检单位的范围。

2. 自理报检单位在备案登记申请时需要提交哪些材料？

3. 简述代理报检单位的权利和义务。

4. 报检员的权利和义务有哪些？

第二章　出入境检验检疫签证、通关与放行

关键术语

　　出入境检验检疫证单　检验检疫证单种类及适用范围　签发程序　通关与放行

学习目标

● 了解检验检疫证单种类及适用范围
● 熟悉检验检疫证单的签发程序
● 掌握出入境商品的通关与放行
● 掌握出入境检验检疫证单的用途
● 掌握出境货物通关单的有效期

　　检验检疫证单（不含申请类证单）是检验检疫机构依法对涉及安全、卫生、健康、环保和关系到国计民生的出入境货物、人员、运输工具进行检验检疫或监督管理后签发的结果证明文书，其法律效力是由检验检疫机构的法律地位决定的。

第一节　出入境检验检疫证单的用途

　　出入境检验检疫机构根据我国法律规定行使出入境检验检疫行政职能，按照有关国际贸易各方签订的合同或贸易国政府的有关法律、法规，以及国

际惯例、国际条约的规定从事检验检疫工作，并据此签发证书。它的这一法律地位决定了该机构签发的检验检疫证明具有法律效用，对买卖双方都有约束力。其用途主要体现在以下几个方面：

一、出入境货物通关的重要凭证

凡列入《出入境检验检疫机构实施检验检疫的进出口商品目录》范围内的进出口货物（包括转关运输货物），海关一律凭货物报关地出入境检验检疫机构签发的"入境货物通关单"或"出境货物通关单"验放。

对未列入《出入境检验检疫机构实施检验检疫的进出口商品目录》范围内的进出口货物，国家法律、法规另有规定须实施检验检疫的，海关亦凭检验检疫机构签发的"入境货物通关单"或"出境货物通关单"验放。

有些出境货物，尤其是涉及社会公益、安全、卫生、检疫、环保等方面的货物，入境国家海关根据其国家法令或政府规定要求，凭检验检疫机构签发的证单（包括品质、植检、兽医、健康卫生、熏蒸消毒等证书）作为通关验放的重要凭证。

二、海关征收和减免关税的有效凭证

有些国家海关在征收出入境货物关税时，不仅仅凭商业发票上的数/重量计收，还经常依据检验检疫证单上的检验检疫结果作为海关据以征税的凭证。有的国家海关还委托检验检疫机构对货物的品种、质量、成分等进行鉴定，以检验检疫证单作为通关和计收关税的凭证。

对到货后因发货人责任造成的残损、短缺或品质等问题的入境货物，发生换货、退货或赔偿等现象时往往涉及免征关税或退税。检验检疫机构签发的证书可作为通关免税或者退税的重要凭证。

检验检疫机构签发的产地证书是进口国海关征收或减免关税的有效凭证。一般产地证是享受最惠国税率的有效凭证，普惠制产地证是享受给惠国减免关税的有效凭证。

三、履行交接、结算及进口国准入的有效证件

在国际贸易中，大多凭证单进行交易，为确保所交易的货物符合合约规定，需要一个证明文件作为交接的凭证。检验检疫机构所签发的各种检验检疫证书，就是这种有效的凭证。

凡对外贸易合同、协议中规定以检验检疫证书为结算货款依据的进出境货物，检验检疫证书中所列的货物品质、规格、成分、公量等检验检疫

结果是买卖双方计算货款的依据。因此，检验检疫证书是双方结算货款的凭证。

有的国家法令或政府规定要求，某些入境货物需凭检验检疫机构签发的证书方可进境。如凭检验检疫出具的品质证书、木质包装的熏蒸证和植物检疫证、兽医证及农残证等证书入境。对运输工具，凭检验检疫机构出具的交通工具卫生证书及检疫证书入境。

四、议付货款的有效证件

在国际贸易中，签约中的买方往往在合同和信用证中规定，以检验检疫证书作为交货付款的依据之一。议付银行受开户银行的委托，审核信用证规定需要的证单及其内容，符合条件的方予结汇。

五、明确责任的有效证件

承运人或其他贸易关系人申请检验检疫机构证明出入境货物的积载情况、验舱、舱口检视、水尺计重、证明液体商品的温度和密度、签封样品、对冷藏舱检温、冷冻货检温等，是一种明确责任范围的证明文件。在发生商务纠纷或争议时，检验检疫机构签发的证书是证明事实状态、明确责任归属的重要凭证。

六、办理索赔、仲裁及诉讼的有效证件

对入境货物，经检验检疫机构检验检疫发现残损、短少或与合同、标准不符的，检验检疫机构签发检验证书。买方在合同规定的索赔有效期限内，凭检验检疫机构签发的检验证书，向卖方提出索赔或换货、退货。属保险人、承运人责任的，也可以凭检验检疫机构签发的检验证书提出索赔。有关方面也可以依据检验检疫机构签发的证书进行仲裁。检验检疫证书在诉讼时是举证的有效证明文件。

七、办理验资的有效证明文件

对外商投资企业及各种补偿贸易方式，境外（包括我国港、澳、台地区）投资者以实物作价投资的，或外商投资企业委托国外投资者用投资资金从境外购买的财产，各地检验检疫机构办理外商投资财产鉴定工作，按规定出具鉴定证书。其价值鉴定证书是证明投资各方投入财产价值的有效依据。各地会计师事务所凭检验检疫机构的价值鉴定证书办理外商投资财产的验资工作。

→ **案例链接**

温州检验检疫局为企业挽回损失近百万元

温州某印刷有限公司进口的一台德国曼罗兰 R704 型 4 开 4 色胶印印刷机，在质保期内出现印刷色差，温州检验检疫局检验检疫人员发挥专业特长对该设备进行了科学的鉴定，找出了设备存在的质量缺陷，化解了双方因质量问题而产生的矛盾冲突，不仅为企业处理了设备存在的质量问题，而且为企业挽回损失近百万元人民币。

该印刷有限公司于 2004 年 9 月进口了一台德国曼罗兰 R704 型胶印印刷机，同年 10 月经双方验收合格投入生产，2005 年 6 月出现印刷色差，曼罗兰（中国）有限公司从 2005 年 7 月初至 11 月底多次派人进行维修，仍无法找出故障原因，便借口该胶印机是经双方共同验收合格的设备，不存在任何质量问题，出现印刷色差，属于用户使用不当造成，曼罗兰公司不承担任何设备质量责任。无奈之下，该公司向温州检验检疫局提出了检验检疫申请。

温州检验检疫局工作人员根据多年的专业经验，对产生印刷色差的原因进行了分析，对设备的精度进行了检测，发现该设备第四组橡皮滚筒发生了局部下陷，并进行了平版印刷密度检测，证实了印刷色差质量问题的原因是第四组橡皮滚筒发生了局部下陷。继而根据橡皮滚筒工况和下陷部分的物理和化学特征，排除了由于使用不当造成橡皮滚筒局部下陷的可能性，得出了第四组橡皮滚筒发生局部下陷的原因属本身制造质量所致的结论，并据此出具了检验证书。

曼罗兰（中国）有限公司收到检验证书后，一方面片面认为设备已由双方按照合同规定的标准共同验收合格并留存样张，否认设备存在任何质量问题或缺陷，认为设备在使用过程中发现的橡皮滚筒下陷问题，并非设备本身的质量问题所致，而是非正常外部因素造成的，该公司不承担任何设备质量责任。另一方面又否认检验检疫机构的执法地位和检验证书的法律效力，态度十分傲慢。该局据此又专门致函曼罗兰（中国）有限公司，说明检验检疫机构的执法地位和检验证书的法律效力，要求该公司提出解决设备质量问题的措施，在该局的多次交涉下，曼罗兰（中国）有限公司才答应继续调查和处理该质量问题，并多次派人对设备的质量问题进行检查测试，温州局检验检疫人员从专业理论和工艺上分析了橡皮滚筒产生下陷的原因，得到了曼罗兰有限公司技术人员的认同，驳回了卖方曼罗兰公司认为滚筒下陷并非设备本身质量问题，而是使用方使用不当等非正常外部因素造成的观点。在科学的鉴定和证据面前，曼罗兰公司承认了橡皮滚筒的质量问题，并对第四印刷组进行了无偿更换。

资料来源：浙江电子口岸 www.zjport.gov.cn　2006.12.07

第二节　检验检疫证单种类及适用范围

检验检疫证单是由检验检疫机构根据法律、法规的规定对外签发的证单，分为证书类、凭单类和监管类 3 种。

一、证书类证单

检验检疫证单是由检验检疫机构对进出口商品进行检验检疫或鉴定后，根据不同的检验结果或鉴定项目出具并且签署的书面声明，证明货物已检验达标并评述检验结果的书面单证。

证书类证单分为出境货物检验类、出境货物卫生类、出境兽医类、出境动物检疫类、植物检疫类、运输工具检疫类、检疫处理类、国际旅行健康类、入境货物检验检疫类、空白证书类等类别。常见的证书种类和适用范围，见表 2-1。

表 2-1　出入境检验检疫常见证书种类和适用范围

商检证书种类	适 用 范 围
出入境检验检疫品质证书	用于证明出口商品的品名、规格、等级、成分、性能等产品质量实际情况，用于证明履约情况，便利交接货物
出入境检验检疫数量检验证书	用于证明进出口商品的数量、重量，如毛重、净重、皮重等
出入境检验检疫植物检疫证书	用于证明植物基本不带有其他的有害物，因而符合输入同一地区的植物要求
出入境检验检疫动物卫生证书	是证明出口动物产品经过检疫合格的书面证件，它适用于冻畜肉、冻禽、皮张、肠衣等商品，一般由主任兽医签署
出入境检验检疫卫生证书	是证明可供食用的出口动物产品、食品等经过卫生检疫或检验合格的证件，适用于肠衣、罐头食品、蛋品、乳制品等商品
出入境检验检疫熏蒸/消毒证书	是证明出口动植物产品、木制品等已经过消毒或熏蒸处理的证明文件，适用于猪鬃、针叶木、马尾、羽毛、羽绒制品等商品

续表

商检证书种类	适 用 范 围
出境货物运输包装性能鉴定结果单	用于证明出境货物的包装已经检验并合格，适合于运输
残损鉴定证书	用于证明进口商品残损情况，供索赔时使用
包装检验证书	用于证明进出口商品包装情况
温度检验证书	用于证明出口冷冻商品的温度符合合同或有关规定
船舶检验证书	用于证明承运出口商品船舶清洁、牢固、冷藏效能及其他装运条件符合保护承载商品的质量和数量完整与安全要求
货载衡量检验证书	是证明进出口商品的重量、体积、吨位的证书，是计算运费和制订配载计划的依据

（一）出境货物检验类：9 种

1. 格式 1-1 "检验证书"（一正三副）：适用于出境货物的品质、规格、数量、重量、包装等检验项目，证书具体名称根据需要打印，如 "品质证书 QUALITY CERTIFICATE" 等。

2. 格式 1-2-1 "生丝品级及公量证书"（一正三副）：适用于证明生丝的品级及公量。

3. 格式 1-2-2 "捻线丝品级及公量证书"（一正三副）：适用于证明捻线丝品级及公量。

4. 格式 1-2-3 "绢丝品质证书"（一正三副）：适用于证明绢丝的品质。

5. 格式 1-2-4 "双宫丝品级及公量证书"（一正三副）：适用于证明双宫丝的品级及公量。

6. 格式 1-2-5 "初级加工丝品质及重量证书"（一正三副）：适用于证明初级加工丝的品质及重量。

7. 格式 1-2-6 "柞蚕丝品级及公量证书"（一正三副）：适用于证明柞蚕丝的品级及公量。

8. 格式 1-3 "鉴定证书"（一正三副）：适用于出入境货物、运输工具、集装箱、价值等的鉴定业务。

9. 格式 1-4 "啤酒花证书"（一正三副）：适用于输往欧盟的啤酒花（注：此证书只有部分检验检疫机构可以签发，前述一正三副表示一份正本和三份副本）。

（二）出境货物卫生类：2 种

1. 格式 2-1"卫生证书"：适用于经检验符合卫生要求的出境食品以及其他需要实施卫生检验的货物。

2. 格式 2-2"健康证书"：适用于食品以及用于食品加工的化工产品、纺织品、轻工产品等与人、畜健康有关的出境货物。

（三）出境兽医类：5 种

1. 格式 3-1"兽医（卫生）证书"：适用于符合输往国家或地区与中国有检疫规定、双边检疫协定以及贸易合同要求的出境动物产品。

2. 格式 3-2-1"兽医卫生证书"：适用于输往俄罗斯的牛肉。

3. 格式 3-2-2"兽医卫生证书"：适用于输往俄罗斯的猪肉。

4. 格式 3-2-3"兽医卫生证书"：适用于输往俄罗斯的动物性原料等。包括皮革、角蹄类、肠衣、毛皮和羔羊皮、羊毛、鬃、马尾、鸡鸭鹅及其他禽类的羽毛和羽绒。

5. 格式 3-2-4"兽医卫生证书"：适用于输往俄罗斯的禽肉等。

（四）出境动物检疫类：1 种

格式 4-1"动物卫生证书"：适用于（1）符合输入国家或者地区与中国有检疫规定、双边检疫协定以及贸易合同要求的出境动物；（2）出境旅客携带的符合检疫要求的伴侣动物；（3）符合检疫要求的港澳动物。

（五）植物检疫类：2 种

1. 格式 5-1"植物检疫证书"：适用于符合输入国家或地区以及贸易合同签订的检疫要求的出境植物、植物产品以及其他检疫物（指植物性包装铺垫材料、植物性废弃物等）。

2. 格式 5-2"植物转口检疫证书"：适用于从输出方运往中国并经中国转口到第三方（包括到我国港、澳、台等地区）的符合相关检疫要求的植物、植物产品以及其他检疫物。

（六）运输工具检疫类：6 种

1. 格式 6-1"船舶入境卫生检疫证"：适用于入境卫生检疫时没有染疫的或不需要实施卫生处理的国际航行船舶。

2. 格式 6-2"船舶入境检疫证"：适用于入境卫生检疫时需实施某种卫生处理或离开本港后应继续接受某种卫生处理的国际航行船舶。

3. 格式 6-3"交通工具卫生证书"：适用于申请电信卫生检疫的交通工具，包括船舶、飞机、火车等。

4. 格式 6-4"交通工具出境卫生检疫证书"：适用于出境交通运输工具的卫生检疫。

5. 格式 6-5"除鼠证书/免予除鼠证书"：除鼠证书用于船舶实施鼠患检查后，发现鼠患并进行除鼠的情况；免予除鼠证书用于船舶实施鼠患检查后，未发现鼠患亦未采取任何除鼠措施的情况。

6. 格式 6-6"运输工具检疫证书"：适用于（1）经动植物检疫合格的出入境交通运输工具；（2）经卫生检疫的入境运输工具，如飞机、火车等。

（注：入境国际航行船舶卫生检疫适用格式 6-1 或格式 6-2）。

（七）检疫处理类：2 种

1. 格式 7-1"熏蒸/消毒证书"：适用于经检疫处理的出入境动植物及其产品、包装材料、废旧物品、邮寄物、装载容器（包括集装箱）及其他需检疫处理的物品等。

2. 格式 7-2"运输工具检疫处理证书"：适用于对出入境交通运输工具熏蒸、消毒、除虫（含灭蚊），包括对交通运输工具员工及旅客用食品、饮用水以及运输工具的压舱水、垃圾、污水等项目实施检疫处理。

（八）国际旅行健康类：2 种

1. 格式 8-1"国际旅行健康检查证明书"：适用于出入境人员的健康检查证明。

2. 格式 8-2"国际预防接种证书"：适用于对国际旅行人员的预防接种。

（九）入境货物检验检疫类：5 种

1. 格式 9-1"检验证书"：适用于（1）经检验不符合要求的货物；（2）报检人要求或交接、结汇、结算需要的情况。

2. 格式 9-2"卫生证书"：适用于（1）经卫生检验合格的入境食品、食品添加剂；（2）卫生检验不合格的入境食品、食品添加剂。

3. 格式 9-3"兽医卫生证书"：适用于经检疫不符合我国检疫要求的入境动物产品。

4. 格式 9-4"动物检疫证书"：适用于经检疫不符合我国检疫要求的入境动物。

5. 格式 9-5"植物检疫证书"：适用于经检疫不符合我国检疫要求的入境植物、植物产品、植物性包装铺垫材料、植物性废弃物、土壤、毒种、菌种、生物材料等。

（十）空白证书类：3 种

1. 格式 e-1"空白证书"：适用于规定格式以外的品质检验、鉴定等证书。如品质证书、重/数量证书、外商投资财产价值鉴定证书、冷藏车检验证书、输美陶瓷证书、噁喹酸证书等。

2. 格式 e-2"空白证书"：适用于规定格式以外的涉及卫生检疫、食品卫生检验、动植物检疫等证书。如卫生证、健康证、兽医证、农残证书、奶槽车检验证书、冷藏车检验证书等。

3. 格式 e-3 "空白证书"：适用于需要正反面打印的证书。如输欧盟水产品和肠衣的 "卫生证书" 等。

（十一）其他

"证书续页"：适用于多页证书的情况。

二、凭单类证单

凭单类证单分为申请单类、通关类、结果类、通知类、凭证类等类别。

（一）申请单类：9 种

编号 1-1 "入境货物报检单"：适用于对入境货物（包括废旧物品）、包装铺垫材料、装载法检货物的集装箱，以及外商投资财产鉴定的申报。

编号 1-2 "出境货物报检单"：适用于对出境货物（包括废旧物品）、包装铺垫材料、装载法检货物的集装箱等的申报。

编号 1-3 "出境货物包装检验申请单"：适用于对出境货物运输包装性能检验和危险货物包装适用鉴定的申请。

编号 1-4 "航海健康申报书" 之编号 1-4-1 "压舱水申报单"：适用于国际航行船舶在入境时船方就压舱水装载和排放情况向口岸检验检疫机构的申报。

编号 1-5 "船舶鼠患检查申请书"：适用于出入境船舶鼠患申请。

编号 1-6 "入境建议申明卡"：适用于入境旅客健康申明和携带物申报。

编号 1-7 "预防接种申请书"：适用于预防接种的申请。

编号 1-8 "更改申请书"：适用于报检人申请更改、补充或重发证书以及撤销报检等情况。

编号 1-9 "出/入境集装箱报检单"：适用于出入境空集装箱和装载非法检货物的集装箱检验检疫的申报。对于装载列入《出入境检验检疫机构实施检验检疫的进出境商品目录》内货物的集装箱一般应与货物一并申报，适用编号 1-1 或编号 1-2。

（二）通关类：4 种

编号 2-1-1 "入境货物通关单"：适用于在本地报关并实施检验检疫的入境货物的通关，包括调离海关监管区。此单仅供通关用。

编号 2-1-2 "入境货物通关单"：适用于在本地报关，由异地检验检疫的入境货物的通关，包括调离海关监管区。此单仅供通关用。其第 2、3 联名称为 "入境货物调离通知单"，对动植物及其产品可作为运递证明。

编号 2-2 "出境货物通关单"：适用于国家法律、行政法规规定必须经检验检疫合格的出境货物（包括废旧物品、集装箱、包装铺垫材料等）的通关。此单也是检验检疫机构对出境货物的放行单。

编号2-3"尸体/棺柩/骸骨/骨灰出入境许可证"：尸体、棺柩、骸骨、骨灰经检查符合卫生要求并准予出/入境的凭证。

（三）结果类：5 种

编号3-1"进口机动车辆随车检验单"：适用于进口机动车辆的检验，每车一单。

编号3-2"出境货物运输包装性能检验结果单"：适用于经检验合格的出境货物包装性能检验。

编号3-3"出境货物包装容器使用鉴定结果单"：适用于证明包装容器适合装载出境的危险货物。

编号3-4"集装箱检验检疫结果单"：适用于（1）装运出口易腐烂变质食品、冷冻品集装箱的适载检验以及装载其他法检货物集装箱的检验；（2）出入境集装箱的卫生检疫和动植物检疫。

编号3-5"放射监测/处理报告单"：适用于对放射性物质实施监测或处理。

（四）通知类：4 种

编号4-1"入境货物检验检疫情况通知单"：适用于（1）入境货物分港卸货或集中卸货分拨数地的检验检疫情况通知；（2）进境成套设备数量清点以后同意安装调试。

编号4-2"检验检疫处理通知单"：适用于（1）对运输工具（含饮用水、压舱水、垃圾和污水等）、集装箱、邮寄物、货物的检疫处理以及放射性监测；（2）对入境废旧物品进行检验检疫处理；（3）食品经检验检疫不合格，须进行检验检疫处理。

编号4-3"出境货物不合格通知单"：适用于经检验检疫不合格的出境货物、包装等。

编号4-4"提请提前出境书"：用于境外人员被发现有限制入境的疾病时签发，以通知和协同有关部门责令其限期出境。

（五）凭证类：8 种

编号5-1"入境货物检验检疫证明"：适用于经检验检疫后同意销售、使用或安装调试的法检入境货物（食品、食品添加剂等暂用格式9-2"卫生证书"），作为入境货物检验检疫合格准予销售或使用的凭证，也是检验检疫机构对入境货物的放行单。

编号5-2"进口机动车辆检验证明"：适用于进口机动车辆换领行车牌证。

编号 5-3"出境货物换证凭单"：适用于（1）对未正式呈交的经预验符合要求的货物；（2）产地检验检疫合格，口岸查验换证（单）的出境货物。此单仅用于检验检疫系统内部的换证。

编号 5-4"抽/采样凭证"：检验检疫机构抽取/采集样品时向被抽/采样单位出具的凭证。

编号 5-5"出入境人员携带物留检/处理凭证"：适用于对出入境旅客携带动植物及其产品的留验处理。

编号 5-6"国际旅行人员留验/隔离证明"：适用于（1）对染疫人签发隔离证书；（2）对染疫嫌疑人签发留验证书。

编号 5-7"境外人员体格检查记录验证证明"：适用于对外籍人士、港澳台人员、华侨和非居住在中国境内的中国公民在境外经体格检查后所出具的体格检查记录的验证，合格者签发此证。

编号 5-8"预防接种禁忌证明"：适用于出入境人员需实施预防接种而其本人又患有不适于预防接种之禁忌证者。

"附页"：适用于多页带底纹编号类凭证。

三、监管类证单

（一）动植物检疫审批类：2 种

1. "中华人民共和国进境动植物检疫许可证申请表"：适用于以下所列三类货物的许可证申请：

（1）动物、动物产品及动物遗传物质（精液、胚胎、种蛋、受精卵）；

（2）水果、土壤、栽培介质、烟叶、谷物（小麦、玉米、大米、稻谷、大麦、黑麦、燕麦、高粱、麦芽、面粉等）、豆类（大豆、绿豆、豌豆、赤豆、蚕豆、鹰嘴豆等）、薯类（马铃薯、木薯、甘薯粉等）及其饲料（麦麸、豆饼、豆粕等）；

（3）因科学研究等特殊需要引进的植物微生物、昆虫、螨类、软体动物及其他转基因生物材料和国家禁止入境的植物繁殖材料。

2. "中华人民共和国进境动植物检疫许可证"：适用于上述所列货物的进境动植物检疫审批。本许可证由直属局初审，国家质检总局签发。

（二）口岸卫生监督类：8 种

1. "中华人民共和国国境口岸储存场地卫生许可证申请书"：适用于国境口岸储存进出口货物的场所（如保税仓、集装箱装卸场地、冷库等）领取卫生许可证的申请。

2. "中华人民共和国国境口岸储存场地卫生许可证"：适用于国境口岸储

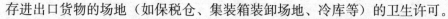

存进出口货物的场地（如保税仓、集装箱装卸场地、冷库等）的卫生许可。

3.“中华人民共和国国境口岸服务行业卫生许可证申请书”：适用于国境口岸的宾馆、餐厅、小卖部、公共场所等服务行业经营单位领取卫生许可证的申请。

4.“中华人民共和国国境口岸服务行业卫生许可证”：适用于国境口岸的宾馆、餐厅、小卖部、公共场所等服务行业经营单位，作为准予营业的凭证。

5.“中华人民共和国国境口岸食品生产经营单位卫生许可证申请书”：适用于在国境口岸和交通工具从事食品生产经营的单位领取卫生许可证的申请。

6.“中华人民共和国国境食品生产经营单位卫生许可证”：适用于在国境口岸和交通工具从事食品生产经营的单位，作为准予经营的凭证。

7.“健康证明书”：对在国境口岸和交通工具从事饮食、饮用水工作人员以及国境口岸公共场所服务人员的简况证明。

8.“国境口岸及入/出境交通工具、食品、饮用水从业人员体检表”：适用于国境口岸公共场所和入/出境交通工具、食品、饮用水从业人员实施体格检查的结果记录。

（三）其他类：4 种

1.“入/出境特殊物品卫生检疫审批单”：适用于特殊物品的携带人、托运人或代理人办理入/出境手续的审批。特殊物品指微生物、人体组织、生物制品、血液及其制品等。

2.“艾滋病检验报告单”：适用于经采血样进行艾滋病检验后签发的报告单。

3.“国际旅行人员健康检查记录”：适用于出入境人员传染病监测体检的结果记录。

4.“进口食品、化妆品后续检查记录”：适用于进口食品、化妆品后续管理的检验检查记录。

> ● **相关链接**
>
> **检验检疫有关法律、法规和规章**
>
> 一、法律
> 1.《中华人民共和国进出口商品检验法》；
> 2.《中华人民共和国进出境动植物检疫法》；
> 3.《中华人民共和国国境卫生检疫法》；
> 4.《中华人民共和国食品安全法》。

二、行政法规和规章

1.《中华人民共和国进出口商品检验法实施条例》；

2.《中华人民共和国进出境动植物检疫法实施条例》；

3.《中华人民共和国国境卫生检疫法实施细则》；

4.《中华人民共和国进出口货物原产地条例》；

5.《进境货物木质包装检疫监督管理办法》；

6.《出境货物木质包装检疫处理管理办法》；

7.《进境水果检验检疫监督管理办法》；

8.《进口旧机电产品检验监督程序规定》；

9.《进出口金属材料检验管理办法》；

10.《进口汽车检验管理办法》；

11.《进口机床检验管理规定》；

12.《出口机电仪商品检验管理规定》；

13.《进口成套设备检验和监督管理实施细则》；

14.《海运出口危险货物包装检验管理办法》；

15.《空运进出口危险货物包装检验管理办法》；

16.《铁路运输出口危险货物包装检验管理办法》；

17.《汽车运输出口危险货物包装检验管理办法》；

18.《出口烟花爆竹检验管理办法》；

19.《国家发展改革委、财政部关于印发〈出入境检验检疫收费办法〉的通知》（发改价格〔2003〕2357 号）。

第三节　检验检疫证单的签发

为适应检验检疫业务发展的需要，加强出入境检验检疫签证管理，进一步规范签证工作，国家质检总局对《出入境检验检疫签证管理办法》进行了修订，并于 2009 年 1 月 23 日以国质检通〔2009〕38 号通知予以印发。新修订的《出入境检验检疫签证管理办法》（以下简称《管理办法》）对出入境检验检疫签证的管理、出入境检验检疫签证流程、电子证单及其签证信息的效力作出了明确规范。

一、检验检疫证单的签发程序

出入境检验检疫签证流程一般包括受理报检（或申报）、审单、计费、收

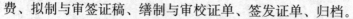

费、拟制与审签证稿、缮制与审校证单、签发证单、归档。

出入境检验检疫签证书的签发程序包括审核、制证、校对、签署和盖章、发证/放行等环节，签证程序由检务部门统一管理。受理报检（或申报）、审单、计费、缮制与审校证单、签发证单、归档一般由检务部门负责和集中办理，收费由财务部门负责，拟制与审签证稿由施检部门负责。

检务部门收到施检部门的证稿后，出境签证在 2 个工作日，入境签证在 3 个工作日内完成，特殊情况除外。

按规定使用计算机业务管理系统签发的电子证单及其签证信息与纸质证单在全国检验检疫系统内具有同等效力。

二、证书文字与文本

（一）证书文字

检验检疫证书必须严格按照国家质检总局制定或批准的格式，分别使用英文、中文，中英文合璧签发。进口国（或地区）政府要求证书文字使用本国官方语言的，或有特定内容要求的，应视情况予以办理。

索赔证书一般使用中英文合璧签发，根据报检人需要也可使用中文签发。

（二）文本

1. 一般情况下，检验检疫机构只签发一份正本。

2. 特殊情况下，合同或信用证要求两份或两份以上正本，且难以更改合同或信用证的，经审批同意，可以签发，但应在第二份证书正本上注明"本证书是×××号证书正本的重本"。

3. 证书的数量、重量栏目中数字前应加限制符"＊＊"；证书的证明内容编制结束后，应在下一行中间位置打上结束符"＊＊＊＊＊＊＊＊＊"。

4. 加注证明内容以外有关项目的，应加注在证书结束符号上面。

三、签证日期和有效期

1. 检验检疫机构签发的证单一般以验讫日期作为签发日期。

2. 出境货物的出运期限及有关检验检疫证单的有效期。

检验检疫证单的有效期不得超过检验检疫有效期。检验检疫有效期由施检部门根据国家有关规定，结合对货物的检验检疫监管情况确定。下列证单的有效期为：

（1）"出境货物通关单"的有效期为 60 天。一般报检的"出境货物换证凭单"（含电子转单方式）和"出境货物通关单"的有效期为：一般货物 60 天；植物和植物产品 21 天，北方冬季可适当延长至 35 天；鲜活类货物

14 天。

（2）用于电信卫生检疫的"交通工具卫生证书"的有效期为：用于船舶的 12 个月，用于飞机、列车的 6 个月。

（3）"船舶免予卫生控制措施证书/船舶卫生控制措施证书"的有效期为 6 个月。

（4）"国际旅行健康检查证明书"的有效期为 12 个月，"疫苗接种或预防措施国际证书"的有效时限根据疫苗的有效期确定。

（5）信用证要求装运港装船时检验，签发证单日期为提单日期 3 天内签发（含提单日）。

国家质检总局对检验检疫证单有效期另有规定的，从其规定。

四、证单的更改、补充与重发

检验检疫证单签发后，报检人提出更改或补充内容的，应填写更改申请单，经检务部门审核批准后，予以办理。更改、补充涉及检验检疫内容的，还需由施检部门核准。

品名、数（重）量、包装、发货人、收货人等重要项目更改后与合同、信用证不符的，或者更改后与输入国法律、法规规定不符的，均不能更改。

超过检验检疫证单有效期的，不予更改、补充或重发。在检验检疫机构签发检验检疫证单后，报检人要求更改或补充内容的，应向原证书签发检验检疫机构提出申请，经检验检疫机构核实批准后，按规定予以办理。任何单位或个人不得擅自更改检验检疫证书内容，伪造或变更检验检疫证书属于违法行为。

（一）补充证书

报检人需要补充证书内容时，应办理申请手续，填写"更改申请单"，并出具书面证明材料，说明要求补充的理由，经检验检疫机构核准后据实签发补充证书。补充证书与原证书同时使用时有效。

签发补充证单（SUPPLEMENT），在原编号前加"S"，并在证单上加注"本证书/单系××日签发的×××号证书/单的补充"，签发日期为补充证单的实际签发日期。

（二）更改证书

报检人申请更改证单时，应将原证单退回，填写"更改申请单"，书面说明更改原因及要求，并附有关函电等证明单据。确有特殊情况不能退回的，应要求申请人书面说明理由，经法定代表人签字、加盖公章，并在指定的报纸上声明作废，经检务部门负责人审批后，方可重新签发。

品名、数（重）量、检验检疫结果、包装、发货人、收货人等重要项目更改后与合同、信用证不符的，或者更改后与输出、输入国家法律、法规规定不符的，均不能更改。

对更改证单，能够退回原证单的，签发日期为原证单签发日期；不能退回原证单的，更改后的证单（REVISION）在原证单编号前加"R"，并在证单上加注"本证书/单系××日签发的×××号证书/单的更正，原发×××号证书/单作废"，签发日期为更改证单的实际签发日期。

（三）重发证书

申请人在领取检验检疫证书后，因故遗失或损坏，应提供经法人代表签字、加盖公章的书面说明，并在检验检疫机构指定的报纸上声明作废。经原发证的检验检疫机构审核批准后，方能重新补发证书。

签发重发证单（DUPLICATE）能够退回原证单的，签发日期为原证单签发日期；不能退回原证单的，在原证单编号前加"D"，并在证单上加注"本证书/单系××日签发的×××号证书/单的重本，原发×××号证书/单作废"，签发日期为重发证单的实际签发日期。

第四节 进出境商品的通关与放行

一、通关

出入境货物的通关是指报检人依法向出入境检验检疫机构报检，检验检疫机构依法受理并施检后给予签发"出入境货物通关单"，供其办理海关通关手续的行为。

列入《出入境检验检疫机构实施检验检疫的进出境商品目录》的进出口货物，报检人须按照规定的时间、地点和方式报检，检验检疫机构在施检后签发"入境货物通关单"或"出境货物通关单"，交由货主办理通关手续，并按有关规定实施通关单联网核查。

入境货物由报关地检验检疫机构签发"入境货物通关单"。由报关地检验检疫机构施检的，签发"入境货物通关单"（三联）。需由目的地检验检疫机构施检的，签发"入境货物通关单"（三联），并及时将相关电子信息传递给目的地检验检疫机构。通关单备注栏应注明目的地收（用）货单位的联系方式。

需实施通关前查验的入境货物，经查验合格，或经查验不合格但可进行有效处理的，签发"入境货物通关单"；经查验不合格又无有效处理方法，需作退货或销毁处理的，签发"检验检疫处理通知书"，并书面告知海关和当事人。

入境货物通关后经检验检疫合格，或经检验检疫不合格但已进行有效处理合格的，签发"入境货物检验检疫证明"，准予销售和使用，进口食品还需签发卫生证书；不合格需作退货或销毁处理的，签发"检验检疫处理通知书"，并书面告知海关和当事人。

实施"一般报检"的出境货物经检验检疫合格的，按以下情况办理：

（1）在本地报关的，签发"出境货物通关单"和有关证书；

（2）在异地报关的，签发有关证书，并出具注明"一般报检"的"出境货物换证凭单"；实施电子转单的，出具"出境货物转单凭条"。报关地检验检疫机构凭"出境货物换证凭单"正本或电子转单信息受理换证申请，按规定对货物进行口岸查验，查验合格的出具"出境货物通关单"。

二、放行

放行是检验检疫机构对法定检验检疫的出入境货物出具规定的证件，表示准予出入境并由海关监管验放的一种行政执法行为。

1. 对于法定检验检疫的出入境货物，海关凭报关地检验检疫机构签发的"入境货物通关单"和"出境货物通关单"验放。

2. 对于入境运输工具，符合卫生检疫要求的，检验检疫机构签发运输工具检验检疫证书予以放行，经卫生处理的，签发检疫处理证书放行。

3. 对入境人员，经检验检疫机构查验入境人员填报的"入境检疫申明卡"后放行。

（一）入境货物的放行

1. 入境货物在入境口岸本地实施检验检疫的，签发"入境货物通关单"（两联）；

2. 入境货物需先在口岸放行、后再实施异地检验检疫的，签发"入境货物通关单"（四联）。

（二）出境货物的放行

1. 在本地报关的出境货物，经检验检疫合格后，签发"出境货物通关单"（两联）；

2. 产地检验检疫，产地放行：要核查对外贸易合同、信用证、发票、装箱单是否齐全，"出境货物通关单"、检验检疫有关证书与外贸的相关单据是否一致（证证相符），以及检验检疫签发的所有证单与出境货品的品质、数/重量、包装等是否相一致（货证相符）。

3. 产地检验检疫，口岸查验放行：属于产地检验检疫而由口岸查验放行的：要有对外贸易合同、信用证、发票、装箱单、产地检验检疫机构出具的"出境货物换证凭单"，经口岸查验合格，以"出境货物换证凭单"换取"出境货物通关单"。

对输往特殊国家的木质包装，应该先办理"出境木质包装除害处理结果单"，凭"出境木质包装除害处理结果单"办理"出境货物通关单"。对出境货物的木质包装也应办理"出境货物通关单"。

三、木质包装的放行

（一）出境木质包装

1. 木质包装盛装的货物属于《出入境检验检疫机构实施检验检疫的进出境商品目录》内的，与货物一并放行。

2. 木质包装盛装的货物不属于《出入境检验检疫机构实施检验检疫的进出境商品目录》内的，检验检疫机构根据"出境木质包装除害处理结果单"核销数量栏并放行。

3. 自 2005 年 9 月 1 日起，出境木质包装必须具有 IPPC 标志才能放行。

（二）入境木质包装

1. 木质包装盛装的货物属于《出入境检验检疫机构实施检验检疫的进出境商品目录》内的，与货物一并放行。

2. 木质包装盛装的货物不属于《出入境检验检疫机构实施检验检疫的进出境商品目录》内的，入境木质包装必须具有 IPPC 标志并经查验检疫合格才能放行。

四、"出境货物通关单"的有效期

"出境货物通关单"的有效期，因商品不同有所区别。一般货物为 60 天；植物和植物产品为 21 天，北方冬季可适当延长至 35 天；鲜活类货物一般为 14 天；检验检疫机构有其他规定的，以"出境货物通关单"标明的有效期为准。

五、对未列入《出入境检验检疫机构实施检验检疫的进出境商品目录》出入境货物的放行

1. 对进口可再利用的废物原料，海关凭检验检疫机构签发的"入境货物通关单"验放。

2. 对进口旧机电产品，海关凭检验检疫机构签发的"入境货物通关单"

验放。

3. 进口货物发生短少、残损或其他质量问题，对外索赔的赔付货物，海关凭检验检疫机构签发的用于索赔的检验证书副本验放。

4. 尸体、棺柩、骸骨、骨灰等的入出境，海关凭检验检疫机构签发的"尸体/棺柩/骸骨/骨灰入出境许可证"验放。

5. 除上述情况外，其他未列入《出入境检验检疫机构实施检验检疫的进出境商品目录》的，但国家有关法律、法规明确由出入境检验检疫机构负责检验检疫的货物和特殊物品的通关，海关一律凭检验检疫机构签发的"入境货物通关单"或"出境货物通关单"验放。

案例链接

非法生产、出口童车案

2006 年 8 月，宁波检验检疫局接群众举报，宁波市 A 外贸公司收购宁波 B 童车厂（该厂未办理出口商品注册登记）非法生产的童车准备当日装运出口，此线索引起宁波检验检疫局领导高度重视，当即指派稽查处调查人员赶赴货物的存放仓库对该批货物进行查封，并展开详细调查。

经进一步调查表明，2006 年 7 月，A 外贸公司与 B 童车厂签订协议，由 A 外贸公司采购 B 童车厂生产的 2 350 辆儿童自行车用于出口。儿童自行车是法定检验的出口商品，出口时应先经出入境检验检疫机构检验合格并领取"出境货物通关单"后方能报关出口。在出口报检时，由于 B 童车厂没有办理出口商品注册登记手续领取"出口商品质量许可证"，其生产的产品无法办理出口商品检验手续。经 B 童车厂与宁波另一取得"出口商品质量许可证"的 C 童车厂协商，由 A 外贸公司出具"报检委托书"，委托 C 童车厂，以 C 童车厂生产的产品名义，于 2006 年 7 月 28 日向其所在地的出入境检验检疫局报检。报检时提供了 C 童车厂的"出口商品检验报告单"、"自行车产品形式试验确认书"、"出口产品质量许可证书"等必要的单证。同日，C 童车厂取得了该批货物的"出境货物通关单"并交给 A 外贸公司用于报关出口。报关后，A 外贸公司准备于 8 月 15 日将该批童车装运出口。

[案件处理]

1. A 外贸公司的行为构成了《中华人民共和国进出口商品检验法实施条例》第五十一条所指的出口未经注册登记的商品的违法行为，应根据第五十一条规定承担法律责任。

2. B 童车厂违反了《中华人民共和国进出口商品检验法实施条例》第三十一条之规定，构成了无照经营的违法行为，应当依照《中华人民共和国行政许可法》、《无照经营查处取缔办法》等相关规定承担相应的法律责任。

3. C童车厂的行为违反了《中华人民共和国进出口商品检验法实施条例》第十三条第三款的规定，构成不如实报检的违法行为，应根据《中华人民共和国进出口商品检验法实施条例》第四十八条的规定承担相应的法律责任。

[案例分析]

1. 责任主体。本案中，虽然三家单位的行为是针对同一批出口产品的同一笔出口业务，但三家单位在不同的环节实施的是不同行为，而且对这些不同的行为，法律都有相应的规定，各单位应履行自己相应的法律义务。三家单位在办理相应手续时没有履行自己应尽的法律义务，其行为分别违反了出入境检验检疫的有关行政法律规范，应分别根据相关规定承担自己的法律责任。因此，A外贸公司、B童车厂、C童车厂都是本案的责任主体。

2. 法律责任。儿童自行车属于玩具类产品，由于儿童受其智力发育的自然限制，不能很好地识别其存在的潜在危险，不懂得如何保护自己免受伤害，因此，自行车极易危害到儿童的人身财产安全、健康。根据《中华人民共和国进出口商品检验法实施条例》第三十一条第一款"出入境检验检疫机构根据便利对外贸易的需要，可以对列入目录的出口商品进行出厂前的质量监督管理和检验，对其中涉及人身财产安全、健康的重要出口商品实施出口商品注册登记管理。实施出口商品注册登记管理的出口商品，必须获得注册登记，方可出口"之规定，出口儿童自行车的生产企业，必须在出入境检验检疫机构规定的期限内到出入境检验检疫机构申请办理出口商品注册登记手续，经出入境检验检疫机构考核合格，依法予以注册登记并颁发"出口产品质量许可证书"之后，方能生产用于出口的儿童自行车。

在本案中，B童车厂的错误在于没有办理出口商品注册登记手续并领取"出口产品质量许可证书"，擅自生产用于出口的儿童自行车。其行为明显违反了《中华人民共和国进出口商品检验法实施条例》第三十一条之规定，应当依照《中华人民共和国行政许可法》、《无照经营查处取缔办法》等相关规定承担相应的法律责任。A外贸公司的错误在于擅自出口没有办理出口商品注册登记的生产企业生产的产品，也明显违反了《中华人民共和国进出口商品检验法实施条例》第三十一条的规定。所以，此案中的A外贸公司应根据《中华人民共和国进出口商品检验法实施条例》第五十一条"出口属于国家实行出口商品注册登记管理而未获得注册登记的商品的，由出入境检验检疫机构责令停止出口，没收违法所得，并处商品货值金额10%以上50%以下罚款"，承担自己的法律责任。

本案中，C童车厂的错误有三：其一，C童车厂是一家生产童车及其配件的生产企业，并非经过国家质检总局注册登记的专业代理报检企业，对并非自己生产的产品，不能接受其他单位的委托代理报检。其行为违反了《中华人民共和国进出口商品检验法》第二十一条："为进出口货物的收发货人办理报检手续的代理人应当在商检机构进行注册登记；办理报检手续时应当向商检机构提交授权委托书。"其二，C童车厂在办理报检手续时，没有履行如实报检和合理审查的义务，对明知不是自己生产的产品，弄虚作假、提供虚假的"出口商品检验报告单"等单证，以自己生产的产品名义报检，欺骗出入境检验检疫机构及其工作人员并取得了相应单证。其行为违反了《中华人民共和国进出口商品检验法实施条例》第十三条第三款："代理报检企业、出入境快件运营企业接受委托人的委托办理报检手续的，应当对委托人所提供情况的真实性进行合理审查。"其三，C童车厂将自己取得的"出口商品质量许可证"，在B童车厂生产的产品报检时使用，违反了《中华人民共和国行政许可法》和《出口玩具质量许可证管理办法》的有关许可证不得以出租、出借等形式非法转让的有关规定。因此，C童车厂应按照《中华人民共和国进出口商品检验法实施条例》及其他有关法律法规的规定承担相应的法律责任。

3. 本案的启示。在进出口贸易业务中，一批业务往往涉及多个当事人需按照不同法律法规的要求到多个国家管理机关办理相应的手续，极易产生类似案件。究其原因，有的是对国家法律法规学习了解不够，有的是心存侥幸、贪图省事省钱，有的是当事人之间沟通不畅，还有的是当事人之间互相不负责任、只顾自己利益等。所以，为了避免类似案件的发生，各个进出口业务相关企业必须加强学习，严格按照国家的法律法规及有关规章制度，全面履行自己的法定义务。否则，"法网恢恢，疏而不漏"，相关企业必将承担相应的法律责任。

案例来源：http://www.nbciq.gov.cn/fzzj/dxal/201208/t20120822_745.html

附件 2-1：入境货物通关单

中华人民共和国出入境检验检疫

入境货物通关单

编号：

1. 发货人		5. 标记及号码
2. 收货人		
3. 合同、信用证号	4. 输出国家和地区	
6. 运输工具名称及号码	7. 发货日期	8. 集装箱规格及数量

9. 货物名称及规格	10. H.S. 编码	11. 申报总值	12. 数/重量、包装数量及种类

13. 证明

上述货物已申报，请海关予以放行。

签字：　　　　　　　　　日期：　　　年　　　月　　　日

14. 备注
****

附件 2-2：出境货物通关单

中华人民共和国出入境检验检疫
出境货物通关单

编号：

1. 发货人			5. 标记及号码
2. 收货人			
3. 合同、信用证号	4. 输往国家和地区		
6. 运输工具名称及号码	7. 发货日期		8. 集装箱规格及数量
9. 货物名称及规格	10. H.S. 编码	11. 申报总值	12. 数/重量、包装数量及种类

13. 证明

上述货物业经检验检疫，请海关予以放行。

本通关单有效期至　　　　年　　月　　日

签字：　　　　　　　　日期：　　年　　月　　日

14. 备注
******

附件 2-3：品质检验证书

中华人民共和国出入境检验检疫
ENTRY-EXIT INSPECTION AND QUARANTINE
OF THE PEOPLE'S REPUBLIC OF CHINA
品质检验证书
QUALITY CERTIFICATE

编号：
No. :

发货人：
Consignor

收货人：
Consignee

品名：
Description of Goods

标记及号码
Mark & No.

报验数量/重量：
Quantity/Weight Declared

包装种类及数量：
Number and Type of Packages

运输工具：
Means of Conveyance

检验结果：
Results of Inspection

　　我们已尽所知和最大能力实施上述检验，不能因我们签发本证书而免除卖方或其他方面根据合同和法律所承担的产品质量责任和其他责任。

　　All inspections are carried out conscientiously to the best of our knowledge and ability. This certificate does not in any respect absolve the seller and other related parties from his contractual and legal obligations especially when product quality is concerned.

复习思考题

一、单项选择题

1. 对由境外发货人责任造成残损、短缺或品质等问题的法检货物，需要换货、退货或赔偿的，（　　）可作为通关免税或者退税的重要凭证。

A. 检验检疫机构出具的证书　　　　B. 税务部门出具的证明

C. 公证行出具的证明　　　　　　　D. 代理报检单位地要求的期限

2. 抽样记录、检验检疫结果记录、拟稿等环节在各检验检疫（　　）完成。

A. 施检部门　　　B. 检务部门　　　C. 检疫部门　　　D. 综合管理部门

3. 检验检疫机构出具的（　　）是证明投资各方投入财产价值量的有效依据。

A. 出境货物通关单　　　　　　　　B. 价值鉴定证书

C. 入境货物通关单　　　　　　　　D. 产地证书

4. 检验检疫证书的格式由（　　）制定或批准。

A. 国家质检总局　　　　　　　　　B. 检验检疫机构

C. 各地行政机关　　　　　　　　　D. 国务院

5. 检验检疫证单的有效期对于一般货物而言为（　　）。

A. 1 个月　　　B. 15 天　　　C. 60 天　　　D. 120 天

6. 为维护国家经济利益和对外信誉，只有对重要的出口商品实施必要的（　　）检验检疫，才能保证质量、规格、包装等符合进口国法规要求。

A. 强制性　　　B. 一般性　　　C. 集中性　　　D. 服务性

7. 国家对涉及人类健康、动植物生命和健康，以及环境保护和公共安全的产品实行（　　）制度。

A. 强制性认证　　　B. 贸易壁垒　　　C. 注册　　　　D. 监管

8. 列入《中华人民共和国实施强制性产品认证的产品目录》内的商品，必须经过指定的认证机构认证合格，取得指定认证机构颁发的认证证书并加施认证（　　）后，方可进口。

A. 记号　　　　B. 说明　　　　C. 封条　　　　D. 标志

9. 对国家允许作为原料进口的废物，实施（　　）检验制度，防止境外有害废物向我国转运。

A. 装运前　　　B. 装运后　　　C. 报关时　　　D. 加工时

10. 对出口危险货物包装容器实行出口质量（　　）制度，危险货物包装容器须经检验检疫机构进行性能鉴定和使用鉴定后，方能生产和使用。

A. 许可　　　　　　B. 登记　　　　　C. 卫生注册　　　D. 卫生登记

11. 某商品其海关监管条件为 A/B，表示该商品（　　）。

A. 只有在入境时须实施检验检疫

B. 只有在出境时须实施检验检疫

C. 入境和出境时均须实施检验检疫

D. 入境和出境时都不用实施检验检疫

12. 某种商品在《出入境检验检疫机构实施检验检疫的进出境商品目录》中的"检验检疫类别"为"M. P. R/Q. S"，该商品入境时应实施（　　）。

A. 动植物、动植物产品检疫，食品卫生监督检验

B. 食品卫生监督检验，动植物、动植物产品检疫，民用商品入境验证

C. 商品检验，民用商品入境验证，食品卫生监督检验

D. 商品检验，动植物、动植物产品检疫，食品卫生监督检验

13. 某种商品在《出入境检验检疫机构实施检验检疫的进出境商品目录》中的"检验检疫类别"为"M. P. R/Q. S"，该商品出境时应实施（　　）。

A. 商品检验，动植物、动植物产品检疫，食品卫生监督检验

B. 动植物、动植物产品检疫，民用商品入境验证

C. 商品检验，民用商品入境验证，食品卫生监督检验

D. 动植物、动植物产品检疫，食品卫生监督检验

14. 某种商品在《出入境检验检疫机构实施检验检疫的进出境商品目录》中的"检验检疫类别"为"M. P/N. Q"，该商品入境时应实施（　　）。

A. 商品检验和动植物、动植物产品检疫

B. 食品卫生监督检验和动植物、动植物产品检疫

C. 商品检验和民用商品入境验证

D. 食品卫生监督检验和民用商品入境验证

15. 可用作原料的废物的进口单位应事先取得（　　）签发的"进口废物批准证书"。

A. 国家质检总局　　　　　　B. 国家环境保护部

C. 海关总署　　　　　　　　D. 商务部

16. 对装运出口（　　）的船舱和集装箱，其承运人或装箱单位必须在装货前申请适载检验。

A. 易燃烧爆炸物品　　　　　B. 易破碎损坏物品

C. 易腐烂变质食品　　　　　D. 易受潮物品

17. 某企业进口一批货物（检验检疫类别为 M/N），经检验检疫机构检验后发现该批货物不合格，该企业可向检验检疫机构申请签发（　　），用于对外索赔。

　　A. 入境货物通关单　　　　　　　B. 入境货物调离通知单

　　C. 检验检疫证书　　　　　　　　D. 入境货物处理通知书

18. 经检验检疫合格的入境货物签发（　　）放行。

　　A. 入境货物检验检疫证明　　　　B. 检验检疫处理通知书

　　C. 检验检疫证书　　　　　　　　D. 以上答案都不对

19. 某公司出口一批保鲜大蒜（检验检疫类别为 P. R/Q. S），经检验检疫合格后于 2012 年 2 月 17 日领取了"出境货物通关单"。以下情况中，无须重新报检的是（　　）。

　　A. 将货物包装由小纸箱更换成大纸箱

　　B. 将货物进行重新拼装

　　C. 变更输入国家，且两国有不同的检验检疫要求

　　D. 于 3 月 1 日报关出口该批货物

20. 关于"出境货物通关单"的有效期，因商品不同有所区别。下列描述正确的是（　　）。

　　A. 一般货物为 90 天

　　B. 植物和植物产品为 21 天，北方冬季可适当延长至 35 天

　　C. 鲜活类货物一般为 15 天

　　D. 其他货物，由检验检疫机构另行规定

二、多项选择题

1. 出入境检验检疫机构按照有关（　　）从事检验检疫工作，并据此签发证书。

　　A. 国际贸易各方签订的契约　　　B. 政府的有关法律法规

　　C. 国际惯例　　　　　　　　　　D. 国际条约

2. 检验检疫证单的法律效用主要体现在（　　）等方面。

　　A. 是出入境货物通关的重要凭证

　　B. 是海关征收和减免关税的有效凭证

　　C. 是履行交接、结算及进口国准入的有效证件

　　D. 是办理索赔、仲裁及诉讼的有效证件

3. 以下对于入境货物的放行通关要求叙述正确的是（　　）。

　　A. 申请品质检验的应审核是否有国外品质证书或质量保证书

　　B. 动植物及其产品必须提供输出国或地区官方的检疫证书

C. 实施进口安全质量许可制度的商品须提供"进口商品安全质量许可证书"

D. 入境废物应提供国家环保部门签发的"进口废物批准证书"

4. 以下有关检验检疫证单的作用描述正确的是（　　　）。

A. 产地证书是进口国海关征收或减免关税的有效凭证

B. 一般产地证是享受最惠国税率的有效凭证

C. 普惠制产地证是享受给惠国减免关税的有效凭证

D. 检验检疫证书在诉讼时是举证的有效证明文件

5. 动植物检疫的对象包括（　　　）。

A. 进境、出境、过境的动植物、动植物产品

B. 装载动植物、动植物产品和其他检疫物的装载容器、包装物、铺垫材料

C. 来自动植物疫区的运输工具及进境拆解的废旧船舶

D. 有关法律、法规、国际条约或合同约定应实施检疫的货物、物品

6. 关于检验检疫部门对动植物检疫的处理，下列说法正确的是（　　　）。

A. 对于国家列明的禁止进境物，实施现场检疫和消毒处理

B. 对进境动物、动物产品、植物种子及其他繁殖材料实行进境检疫许可制度，在签订合同之前，先办理检疫审批手续

C. 对过境运输的动植物、动植物产品实行检疫监管

D. 对来自疫区的运输工具，作退回或销毁处理

7. 根据国家有关规定，下列出口货物报检时（　　　）须提供出口质量许可证书。

A. 机械、电子　　　　　　　　B. 大米

C. 轻工、玩具、医疗器械　　　D. 煤炭

8. 外商投资财产鉴定包括（　　　）鉴定等。

A. 价值　　　　B. 损失　　　　C. 品种　　　　D. 质量、数量

9. 全国人大九届一次会议批准通过的国务院机构改革方案确定，（　　　）合并组建国家出入境检验检疫局。

A. 国家进出口商品检验局　　　B. 国家动植物检疫局

C. 国家卫生检疫局　　　　　　D. 国家质量技术监督局

10. 出入境检验检疫机构是（　　　）等法律的行政执法机构。

A.《中华人民共和国进出口商品检验法》

B.《中华人民共和国进出境动植物检疫法》

C.《中华人民共和国国境卫生检疫法》

D.《中华人民共和国食品安全法》

11. 出入境动植物检疫对（   ）具有十分重要的意义。

A. 保护农林牧渔业生产安全

B. 促进对外经济贸易的发展

C. 防止检疫传染病的传播

D. 保护人体健康

12. 我国的检验检疫法律、法规，如何保证法律的有效实施（   ）。

A. 检验检疫法律、法规都具有一个强制性的封闭性的监管措施

B. 通过与海关配合，保证有关法律、法规的有效实施

C. 进口国对进口货物安全、卫生、环保等方面的强制规定，要求出口国的检验检疫部门行使检验检疫职责，履行义务

D. 需凭检验检疫部门出具的检验证书进行结算和对外索赔的，没有证书无法结汇和对外索赔，起到了有关法律、法规的监督与制约作用

13. 我国出入境检验检疫的作用包括（   ）。

A. 是国家主权的体现

B. 是国家管理职能的体现

C. 是保证我国对外贸易顺利进行和持续发展的需要

D. 是保护农林牧渔业生产安全和人体健康的需要

14. 我国出入境检验检疫工作的主要目的和任务包括（   ）。

A. 对进出口商品进行检验、鉴定和监督管理，促进对外经济贸易的顺利发展

B. 对出入境动植物及其产品进行检疫和监督管理，防止有害生物由国外传入或由国内传出

C. 对出入境人员、交通工具、运输设备以及可能传播检疫传染病的行李、货物、邮包等物品实施国境卫生检疫和口岸卫生监督

D. 根据 WTO 的 SPS/TBT 相关协定制定有关制度，采取措施，打破国外技术壁垒

三、判断题

1. 出入境检验检疫机构签发的检验检疫证明具有法律效用，对买卖双方都有约束力。（   ）

2. 进口食品的经营者应在取得检验检疫机构的通关单后方可向海关报关。（   ）

3. 对列入《出入境检验检疫机构实施检验检疫的进出口商品目录》范围内转关运输的货物，海关也凭货物报关地出入境检验检疫机构签发的"入境货物通关单"或"出境货物通关单"验放。（   ）

4. 有些国家海关在征收进出境货物关税时，经常依据检验检疫证单上的检验检疫结果作为海关据以征税的凭证。（　　）

5. 所谓"法定检验检疫"，又称强制性检验检疫。（　　）

6. 某商品其海关监管条件为 D，表示该商品须由海关与检验检疫联合监管。（　　）

7. 不符合安全条件的危险品包装容器，不可以装运危险货物。（　　）

8. 生羊皮的检验检疫监管类别是 M.P/N.Q，说明该种货物进境时须实施品质检验和动植物检疫。（　　）

9. 某公司进口成套设备，其零配件的 H.S. 编码不在《出入境检验检疫机构实施检验检疫的进出境商品目录》内的，该公司不需向检验检疫机构报检。（　　）

10. 检验检疫机构对必须经检验检疫机构检验检疫的进出口商品以外的进出口商品，根据有关规定，不能够实施检验。（　　）

11. 对进境动物、动物产品、植物种子、种苗及其他繁殖材料实行进境检疫许可制度，签订合同之后，向当地的检验检疫机构先办理检疫审批手续。（　　）

12. 凡列入《出入境检验检疫机构实施检验的进出境商品目录》的进出口商品和其他法律、法规规定须经检验的进出口商品，必须经过出入境检验检疫部门或其指定的检验机构检验。（　　）

13. 国家规定进口商品应检验而未检验的，不准销售，可以使用。（　　）

14. 出口货物报检后，变更输入国家或地区，应当重新办理报检手续。（　　）

四、简述题

1. 简述检验检疫证单种类及适用范围。

2. 简述检验检疫证单的签发程序是怎样的。

3. 进出境商品的通关与放行的相关流程是如何运行的？

4. 出境通关单的有效期和入境通关单的有效期分别是多少？

第三章　入境货物的报检

关键术语

入境货物　检验检疫程序　报检范围　报检时间与地点　报检单证

学习目标

- 了解入境货物报检的范围
- 熟悉入境货物报检的一般规定
- 熟悉入境货物检验检疫的程序
- 熟悉需要办理检疫审批入境货物的审批流程
- 熟练掌握入境货物报检时需要提交的单证
- 掌握入境货物报检的时间、地点和报检要求
- 掌握入境货物报检单的填制规范

第一节　入境货物报检概述及一般规定

近年来，随着我国经济持续快速增长，我国的进口贸易增长迅速，进口商品的种类和数量日益增长。根据出入境有关法律、法规的规定，对入境的法检货物实施检验检疫是出入境检验检疫机构的法定职责，同时也是进口货物的收货人或其代理人的法定义务。对法检的货物未经检验合格的，不准进口，未经检验检疫的，不准销售、使用。

一、入境货物的报检范围

根据国家法律、行政法规的规定和目前我国对外贸易的实际情况，出入境检验检疫的报检范围主要包括四个方面：一是法律、行政法规规定必须由出入境检验检疫机构实施检验检疫的；二是输入国家或地区规定必须凭检验检疫机构出具的证书方准入境的；三是有关国际条约规定必须经检验检疫的；四是对外贸易合同约定须凭检验检疫机构签发的证书进行交接、结算的。

（一）法律、行政法规规定必须由检验检疫机构实施检验检疫的报检范围

根据《中华人民共和国进出口商品检验法》及其实施条例、《中华人民共和国进出境动植物检疫法》及其实施条例、《中华人民共和国国境卫生检疫法》及其实施细则、《中华人民共和国食品安全法》等有关法律、行政法规的规定，下列入境货物必须向检验检疫机构报检，由其实施检验检疫或鉴定工作。

1. 列入《出入境检验检疫机构实施检验检疫的进出境商品目录》内的货物；

2. 进境的动植物、动植物产品及其他检疫物（包括装载动植物、动植物产品和其他检疫物的装载容器、包装物、铺垫材料以及进境动植物性包装物、铺垫材料等）；

3. 进境集装箱；

4. 进口食品；

5. 入境成套设备、旧机电产品；

6. 交通运输工具、国际邮寄品以及可能存在公共卫生风险的行李、货物等物品；

7. 入境人员、旅客携带物（包括微生物、人体组织、生物制品、血液及其制品、废旧物品和可能传播传染病的物品以及动植物、动植物产品和其他检疫物）和携带的伴侣动物；

8. 国际邮寄物；

9. 进境拆解的废旧船舶；

10. 法律、行政法规规定须经检验检疫机构实施检验检疫的其他物品。

（二）输入国家或地区规定必须凭检验检疫机构出具的证书方准入境的报检范围

有的国家发布法令或政府规定要求，对某些来自中国的入境货物须凭检验检疫机构签发的证书方可入境。如一些国家和地区规定，对来自中国的动植物、动植物产品、食品，凭中国检验检疫机构签发的动植物检疫证书以及有关证书方可入境；又如一些国家或地区规定，从中国输入货物的木质包装，装运前要进行热处理、熏蒸或防腐等除害处理，并由我国检验检疫机构出具"熏蒸/消毒证书"，货到时凭"熏蒸/消毒证书"验放货物。因此，凡出口货物输入国家和地区有此类要求的，报检人员须报经检验检疫机构实施检验检疫或进行除害处理，取得相关证书。

（三）有关国际条约规定必须经检验检疫的报检范围

目前我国已成为一些国际条约、公约和协定的成员。此外，我国与世界上几十个国家缔结了有关商品检验或动植物检疫的双边协定、协议，认真履行国际条约、公约、协定或协议中的检验检疫条款是我国的义务。因此，凡我国作为成员国之一的国际条约、公约和协定所规定的，必须由我国检验检疫机构实施检验检疫的入境货物，该货物的货主或其代理人须向检验检疫机构报检，由检验检疫机构实施检验检疫。

（四）对外贸易合同约定须凭检验检疫机构签发的证书进行交接、结算的报检范围

对外贸易合同是买卖双方通过协商，确定双方权利和义务的书面协议，一经签署即发生法律效力，双方都必须履行合同规定的权利和义务。然而在国际贸易中，买卖双方相距遥远，难以做到当面点交货物，也不能亲自到现场查看履约情况。为了保证对外贸易的顺利进行，保障买卖双方的合法权益，通常需要委托第三方对货物进行检验检疫或鉴定并出具检验检疫鉴定证书，以证明卖方已经履行合同，买卖双方凭证书进行交接、结算。此外，对某些以成分计价的商品，由第三方出具的检验证书更是计算货款的直接依据。因此，凡对外贸易合同、协议中规定以我国检验检疫机构签发的检验检疫证书为交接、结算依据的进出境货物，报检人员须向检验检疫机构报检，由检验检疫机构按照合同、协议的要求实施检验检疫或鉴定并签发检验检疫证书。

二、入境货物报检方式

出入境货物的收/发货人或其代理人向检验检疫机构报检，可以采用书面报检和电子报检两种方式。

（一）书面报检

书面报检是指报检人按照检验检疫机构的规定，填制纸质报检单，备齐随附单证，向检验检疫机构当面递交的报检方式。

（二）电子报检

电子报检是指报检人使用电子报检软件，通过检验检疫电子业务服务平台，将报检数据以电子信息方式传输给检验检疫机构，经检验检疫业务管理系统和检验检疫工作人员处理后，将受理报检信息反馈给报检人，报检人在收到检验检疫机构已受理报检的反馈信息（生成预录入号或直接生成正式报检号）后打印出符合规范的纸质报检单，在检验检疫机构规定的时间和地点提交出/入境货物报检单和随附单据的报检方式。主要通过企业端软件或网上申报系统两种方式来实现报检。

一般情况下，报检人应采用电子报检方式报检，并且确保电子报检信息真实准确，与纸质报检单及随附单据的有关内容保持一致。

三、入境货物检验检疫报检分类

（一）进境一般报检

报检是指法定检验检疫入境货物的货主或其代理人，持有关单证向卸货口岸检验检疫机构申请取得"入境货物通关单"，并对货物进行检验检疫的报检。对进境一般报检业务而言，签发"入境货物通关单"和对货物的检验检疫都由口岸检验检疫机构完成，货主或其代理人在办理完通关手续后，应主动与检验检疫机构联系落实检验检疫工作。

（二）进境流向报检

进境流向报检亦称口岸清关转异地进行检验检疫的报检，指法定入境检验检疫货物的收货人或其代理人持有关证单在卸货口岸向口岸检验检疫机构报检，获取"入境货物通关单"并在通关后由进境口岸检验检疫机构进行必要的检疫处理，货物调往目的地后再由目的地检验检疫机构进行检验检疫监管。申请进境流向报检货物的通关地与目的地属于不同辖区。

（三）异地施检报检

异地施检报检是指已在口岸完成进境流向报检，货物到达目的地后，该批进境货物的货主或其代理人在规定的时间内，向目的地检验检疫机构申请进行检验检疫的报检。因进境流向报检只在口岸对装运货物的运输工具和外包装进行了必要的检疫处理，并未对整批货物进行检验检疫，只有当检验检疫机构对货物实施了具体的检验、检疫，确认其符合有关检验检疫要求及合同、信用证的规定，货主才能获得相应的准许进口货物销售使用的合法凭证，完成进境货物的检验检疫工作。异地施检报检时应提供口岸局签发的"入境货物调离通知单"。

四、报检的地点和时限

（一）报检的地点

1. 审批、许可证等有关政府批文中规定检验检疫地点的，在规定的地点报检；

2. 大宗散装商品、易腐烂变质商品、废旧物品及在卸货时发现包装破损、重/数量短缺的商品，必须在卸货口岸检验检疫机构报检；

3. 需结合安装调试进行检验的成套设备、机电仪产品以及在口岸开件后难以恢复包装的商品，应在收货人所在地检验检疫机构报检并检验；

4. 其他入境货物，应在入境前或入境时向报关地检验检疫机构办理报检手续；

5. 入境的运输工具及人员应在入境前或入境时向入境口岸检验检疫机构申报。

（二）报检的时限

1. 输入微生物、人体组织、生物制品、血液及其制品或种畜、禽及其精液、胚胎、受精卵的，应当在入境前 30 天报检；

2. 输入其他动物的，应在入境前 15 天报检；

3. 输入植物、种子、种苗及其他繁殖材料的，应在入境前 7 天报检；

4. 入境货物需对外索赔出证的，应在索赔有效期前不少于 20 天内向到货口岸或货物到达地的检验检疫机构报检。

五、入境货物报检应提供的单据

1. 入境报检时，应填写"入境货物报检单"，并提供外贸合同、发票、提（运）单、装箱单等有关单证。

2. 凡实施安全质量许可、卫生注册、强制性产品认证、民用商品验证或其他需经审批审核的货物，应提供有关审批文件。

3. 报检品质检验的，货物应提供国外品质证书或质量保证书、产品使用说明书及有关标准和技术资料；凭样品成交的，须加附成交样品；以品级或公量计价结算的，应同时申请重量鉴定。

4. 报检入境废物时，还应提供国家环保部门签发的"进口废物批准证书"、废物利用风险报告和经认可的检验机构签发的装运前检验合格证书等。

5. 报检入境旧机电产品的还应提供与进口旧机电产品相符的进口许可证明。

6. 申请残损鉴定的还应提供理货残损单、铁路商务记录、空运事故记录或海事报告等证明货损情况的有关单证。

7. 申请重（数）量鉴定的还应提供重量明细单、理货清单等。

8. 货物经收、用货部门验收或其他单位检测的，应随附验收报告或检测结果以及重量明细单等。

9. 入境的动植物及其产品，在提供贸易合同、发票、产地证书的同时，还必须提供输出国家或地区官方出具的检疫证书；需办理入境审批手续的，还应提供入境动植物检疫许可证。

10. 过境动植物及其产品报检时，应持分配单和输出国家或地区官方出具的检疫证书；运输动物过境时，还应提交国家质检总局签发的动植物过境许可证。

11. 入境旅客携带伴侣动物的，应提供进境动物检疫审批单及预防接种证明。

12. 所有入境货物报检时，应按规定提供有关包装情况的证书和声明。

13. 因科研等特殊需要，输入禁止入境物的，必须提供国家质检总局签发的特许审批证明。

14. 入境特殊物品报检时，应提供有关的批件或规定的文件。

第二节 入境货物检验检疫程序及报检流程

出入境检验检疫将进出口商品检验、动植物检疫和卫生检疫工作合并在一起，采用"一次报检、一次抽（采）样、一次检验检疫、一次卫生除害处理、一次计收费、一次发证放行的三检合一"工作模式，实行"先报检、后报关"的工作程序。

一、入境货物检验工作程序

入境货物检验检疫工作的一般程序为：报检/申报、计/收费、抽样/采样、检验检疫、卫生除害处理和签证放行，具体内容如图 3-1 所示。

1. 入境货物的货主或其代理人首先向卸货口岸或到达站的出入境检验检疫机构申请报检，检验检疫机构的工作人员审核报检人提交的报检单内容填写是否正确，应附单据资料是否齐全并符合规定，索赔或出运是否超过有效期等。审核无误后，方可受理报检。

2. 检务审单：检务人员按有关法律法规规定，认真审核报检/申报人提供的报检单及随附的合同、批文、证单等资料，对不符合要求的，指出不符合项，退回报检/申报人补充或更改。对国家法律、法规规定严禁入境的对象或缺少必要证明文件不能补齐的，受理报检/申报人员提出不受理报检/申报意见，交检验检疫部门监督有关部门进行销毁或退运处理。

3. 接受报检/申报：对经审单符合规定的，受理报检/申报人员按规定编制报检/申报编号，在检验检疫业务网络中录入报检/申报数据，打印回执。

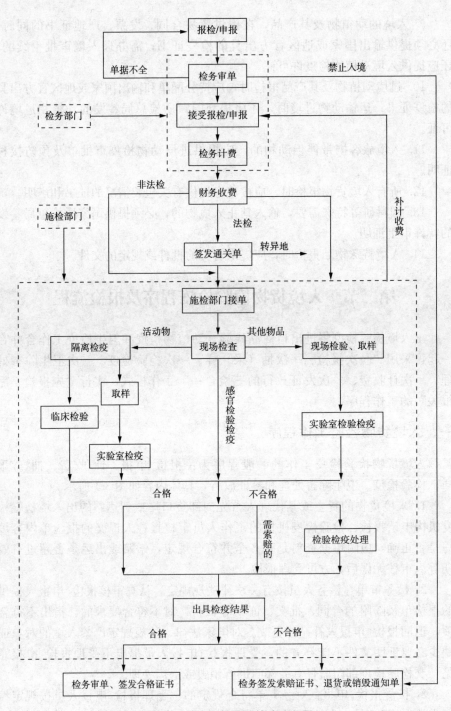

图 3-1　入境货物检验检疫流程图

4. 检务计费：计费人员审核报检/申报单和有关证明价格、总金额的合同、发票等单证和数据，确认无误后，按规定的收费标准计算检验检疫费额，打印缴费清单交报检/申报人缴费。如发现货值或数量不实的，退回报检人更改或进行查实。

5. 财务收费：财务人员接到交费清单后，核算检验检疫费，收取费用并打印收费发票，交报检/申报人。

6. 签发通关单：报检/申报人缴纳检验检疫费后，受理报检/申报人员按规定打印通关单，经检务主管核签并须经施检部门到现场进行初步检验检疫合格的，应经施检部门核签后交报检/申报人。然后根据报检/申报事项分别转有关施检部门或到货地检验检疫机构进行检验检疫或跟踪检验检疫。

7. 施检部门接单：施检部门接到报检/申报单及随附资料后，经审核，分别针对不同情况作相应处理。对需要现场查验的，安排人员现场查验；对活动物，首先进行隔离检疫；需要临床检查的，安排临床检查；需要实验室检疫的，按规定抽样，送交实验室检疫。

8. 现场查验：在港口对入境对象进行检疫、包装检查和初步消毒处理。

9. 隔离检疫：对入境活动物，按有关规定在经出入境检验检疫机构注册并实施监督管理的场所或区域进行隔离观察。

10. 临床检查：对入境活动物在指定的检验检疫机构或医疗机构进行临床医学检查。

11. 抽样：按照检疫标准或法律、法规规定，对需进行实验室检疫的对象抽取规定数量的样品，加封后，送实验室进行检疫。

12. 实验室检验检疫：出入境检验检疫机构设置的实验室或经其认可的实验室接到样品后，按照标准或检验检疫机构的要求，进行实验室分析并出具检测结果、报告。

13. 检验检疫处理：实施现场检验检疫、临床检查或经实验室检验检疫后，发现不合格的，按有关规定进行消毒、杀菌、灭活等方法进行处理，然后重新进行检验检疫。

14. 出具检验检疫结论：一次检验检疫或经检验检疫处理后，施检部门根据检验检疫结果，出具检验检疫结果报告，评定合格或不合格并拟制证稿，经部门主管核签后，转检务部门。

15. 检务审单、签发合格证单：检务部门复核检验检疫报告/证稿及相关单据，对合格的，签发检验检疫说明，发给报检/申报人。

16. 检务部门对经施检部门检验检疫不合格的，签发索赔证书，对禁止入

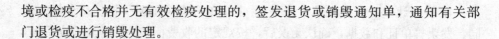
境或检疫不合格并无有效检疫处理的，签发退货或销毁通知单，通知有关部门退货或进行销毁处理。

二、入境货物报检要求

1. 报检单位须在检验检疫机关办理注册登记后方可办理报检手续。

2. 办理报检手续的人员应当是通过全国报检员资格统一考试并注册取得"报检员证"的报检员。

3. 代理报检单位须按规定向出入境检验检疫机构办理注册登记，其报检人员须经注册领取"代理报检员证"后，方可办理报检手续。代理报检单位办理报检时应出具委托人的委托报检书。

4. 报检人必须严格遵守有关法律和行政法规的规定，不得伪造、买卖、变造、涂改、盗用出入境检验检疫机关的证单、印章、标志、封识，一经发现，按有关法律、法规规定予以处罚。

5. 一般入境商品应在索赔有效期前不少于 20 天内报检。输入大宗农副产品（粮油、豆类）、木材，应在入境前 7 天报检。

6. 输入微生物、人体组织、生物制品、血液及其制品或种畜、禽及其精液、胚胎的，应在入境前 30 天报检。

7. 输入其他动物的，应在入境前 15 天报检。

8. 输入植物种子、种苗及其他繁殖材料，应在入境前 7 天报检。

9. 一份报检单限填同一合同、同一发票、同一提单的同一批货物。

10. 报检资料的填写应字体工整、字迹清楚，不得涂改。

➔ 案例链接

进口危险化学品未经检验擅自使用案

宁波甲进出口公司（以下简称甲公司）委托乙代理报检公司向宁波检验检疫局报检一批进口货物，品名为：二叔丁基过氧化异丙基苯。该局接受报检后，出具了通关单予以形式放行，并告知甲公司在指定地点接受该局现场查验。但在该批货物未经检验检疫机构实施检验的情况下，甲公司擅自将货物运至该公司，并拆箱卸货，卸货后尚未投入生产。据甲公司称，未经检验检疫而擅自运递至使用单位的原因是车队司机误将海关查验当作了检验检疫查验完成。

［案例分析］

本案涉案商品"二叔丁基过氧化异丙基苯"不在《出入境检验检疫机构实施检验检疫进出境商品目录》内，但属《危险化学品名录》（2002 年版）内物质。《中华人民共和国进出口商品检验法实施条例》第九条规定："法律、行政法规规定由其他检验机构实施检验的进出口商品或者检验项目，依照有关法律、行政法规的规定办理。"2011 年 12 月 1 日起施行的《危险化学品安全管理条例》（国务院令第 591 号）第六条第三项规定检验检疫部门负责对进出口危险化学品及其包装实施检验。《危险化学品安全管理条例》的性质为行政法规，应当按照其规定执行。此外，国家质检总局《关于进出口危险化学品及其包装检验监管有关问题的公告》（2012 年第 30 号）也对此予以明确。本案涉案商品为《危险化学品名录》内商品，应视为法定检验商品。甲公司将进口危险化学品在未经检验检疫部门检验的情况下擅自运递卸货，已违反了《中华人民共和国进出口商品检验法》第五条、第十二条以及《中华人民共和国进出口商品检验法实施条例》第十六条第一款的规定。《中华人民共和国进出口商品检验法实施条例》第十六条第一款规定"法定检验的进口商品未经检验的，不准销售，不准使用"。《中华人民共和国进出口商品检验法》及其实施条例所称"使用"一词，包括对进口商品的加工、装配、组装、调运、安装、调试等多种形式，其立法原意是收货人应当保证出入境检验检疫机构实施检验时商品保持原始状态。甲公司擅自运递并卸货的行为使得货物脱离检验检疫监管，无法保持原始状态，属于违法行为。根据《中华人民共和国进出口商品检验法》第三十三条和《中华人民共和国进出口商品检验法实施条例》第四十五条的规定，应当由出入境检验检疫机构没收违法所得，并处商品货值金额 5% 以上 20% 以下罚款。

该类案件发生原因主要有三个：一是企业自身能力不强，对新开检的危险化学品检验流程和要求不熟悉，对危化条例和相关标准不了解，因缺乏专业人才或检测鉴定能力不强等原因无法有效应对危化条例等法规和制度；二是企业主体责任意识不强，部分企业对危险化学品安全风险认识不足，缺乏安全责任意识，与国外客户缺少沟通交流，在申报进出口危险化学品的品名及相关危险特性信息时存在瞒报伪报、误报漏报现象，逃避检验监管；三是检验监管存在困难，进出口企业无法按照名录申报以及检验人员缺乏鉴别危险化学品的能力和知识等情况同时存在，导致判断困难以及报不准、漏报现象。

企业要开展多层面、全方位的培训宣贯工作，要多学习危化条例及检验检疫法律法规；要及时咨询，尤其是首次进口的企业，要与检验检疫业务部门多联系多咨询，预防违法行为发生；要加强沟通，进口人、收货人要做好与物流公司、代理报检公司、实际使用人等的及时、全面、有效的沟通，避免沟通不畅导致错误执行造成违法。

案例来源：http://www.nbciq.gov.cn/fzzj/dxal/201301/t20130104_34275.html

三、入境货物报检应提供的单证资料

1. 合同、发票、提单、装箱单等贸易和运输单证。

2. 凡实施安全质量许可证、卫生注册、检疫审批的货物，应提供有关证明。

3. 报检品质检验的货物，还应提供国外品质证书或质保书，产品使用说明书及有关标准和技术资料；凭样品成交的，须附成交样品；以公量计价结算的，应同时申请重量鉴定。

4. 报检入境废物，还应提供国家环保部门签发的"进口废物批准证书"和经出入境检验检疫机关认可的检验检疫机构签发的装运前检验合格证书等。

5. 申请残损鉴定的还应提供理货残损单、铁路事故记录、空运事故记录或海事报告等证明货损情况的有关单证。

6. 申请重（数）量鉴定的，还应提供重量明细单、理货清单等。

7. 货物经收、用货部门验收或其他单位检测的，应随附验收报告或检测结果以及重量明细单。

8. 入境的动植物及其产品，还应提供输出国或地区官方出具的检疫证书；需办理进境审批手续的，还应提供进境动植物检疫许可证。

9. 过境动植物及其产品报检时，应持货运提单和输出国或地区官方出具的检疫证书；运输动物出境时，还应提交出入境检验检疫机构签发的"动物过境许可证"。

10. 报检入境运输工具的，还应提供相关检疫证书。

11. 入境旅客、交通员工携带的伴侣动物，还应提供入境动物检疫证书及预防接种证明。

12. 因科研等特殊需要，输入禁止进境物的，必须提供特许审批证明。

13. 入境特殊物品的应提供必要的批件或规定的文件。

四、入境货物报检单填制说明

入境货物报检单所列各栏必须填写完整、准确、清晰，没有内容填写的栏目应以斜杠"/"表示，不得留空。

1. 报检单位（加盖公章）：按报检单位全称填写并加盖该报检单位公章。

2. 报检单位登记号：按报检单位在检验检疫机关所办理的备案登记号填写。

3. 联系人：填报检单位的报检员姓名。

4. 电话：填报检单位联系电话号码。

5. 报检日期：填报检单位向检验检疫机关提出检验检疫申请的日期。

6. 收货人（中/外文）：按外贸合同/国外发票中所列买方名称填写。

7. 发货人（中/外文）：按外贸合同/国外发票中所列卖方名称填写。

8. 货物名称：按国外（地区）合同或发票所列中外名称填写（译文按规范名称填写）。

9. H. S. 编码：按《海关统计商品目录》商品编码填写。

10. 原产国（地区）：按合同所列货物的原产地国名（地区）填写。

11. 数/重量：按实际报检货物的数/重量填写，重量要填毛、净重。

12. 货物总值：按发票列明的货值（以美元计）填写，以非美元货币计价的，折合成美元填写。

13. 包装种类及数量：按运输包装种类及件数填写。

14. 运输工具名称号码：按装载货物的运输工具名称填写，如"海运××轮"、"空运××航班"、"火车××车次"、"海运××轮集装箱×××××××"等。

15. 合同号：按该批报检货物的外贸合同号填写。

16. 贸易方式：按"一般贸易"、"三来一补"和"其他贸易方式"填写。

17. 贸易国别（地区）：按合同中卖方注册所属国家（地区）填写。

18. 提单/运单号：按该批报检货物的提单/运单号码填写。

19. 到货日期：按进口货物到货通知单所列进口日期（或到港日期）填写。

20. 起运国家（地区）：按提单装运地点国家（地区）填写。

21. 许可证/审批号：按该批进口商品质量许可证号码或入境审批证明号码填写。

22. 卸毕日期：按进口货物到货通知单所列卸毕日期填写。

23. 起运口岸：按提单所列装运口岸填写。

24. 入境口岸：按国内卸货口岸名称填写。

25. 索赔有效期至：按合同约定核算的日期填写××××年××月××日。

26. 经停口岸：根据提单所列填写，如系直运，则用"××"表示。

27. 目的地：填写货物使用地或货物销售前的仓储地。

28. 集装箱规格、数量及号码：按照装运该批货物的集装箱的规格、数量和集装箱号码填写。如集装箱数量较多，可另附页。

29. 合同订立的特殊条款以及其他要求：按外贸合同中订立的有关检验检疫的特殊条款及其他要求填写，若无，则用"××"表示。

30. 货物存放地点：填写货物卸毕后的存放地点。

31. 用途：按实际情况如实填写。

32. 随附单据（划"√"或补填）：将报检单位需要检验检疫机构出具的有关证单按此栏所列名称勾画在小方格内，并填明正副本的份数，但最多不得超过一正二副。特殊情况下可填两份正本（应申明原因，经检验检疫机关同意后方可出具），亦可补填所需的检验检疫机关可以出具的相关证单名称。

33. 标记及号码：按发票、装箱单、提单所列运输标记填写，如单据所列不一，以发票所列为准。

34. 报检人员郑重声明：报检员在认真阅读此栏后郑重签名，以承担相应的法律责任。

35. 领取证单：报检员在领取检验检疫机构所发相关证单以后，在此栏签署领取证单的印刷编号、日期及姓名。

第三节 入境动物及动物产品的报检

出入境动物检疫的目的和任务，一是保护农、林、牧、渔业生产，采取一切有效的措施免受国内外重大疫情的危害；二是促进经济贸易的发展，优质的动物和产业是国家间动物及动物产品贸易成交的关键，动物检疫工作不可或缺；三是保护人民身体健康，动物及动物产品与人的生活密切相关，许多疫病是人畜共患。据不完全统计，目前动物疫病中，人畜共患传染病已达196种。入境动物及动物产品检疫对保护人民身体健康具有非常重要的现实意义。

一、报检范围

入境的各类动物、各项动物产品及其他检疫物。

二、报检前审批

《中华人民共和国动植物检疫法》第十条规定：输入动物、动物产品、植物种子、种苗及其他繁殖材料的，必须事先提出申请，办理检疫审批手续。由于输出动物及其产品的国家与地区的动物疫情比较复杂，在引进动物及动物产品的同时，不可避免地伴随着传入动物疫情的风险，所以需事先进行风险分析，根据不同的情况决定是否准备进口经输出国检疫合格的产品，以保护我国人民生命安全和畜牧业的安全。因此，进口商在签订动物、动物产品进口合同时应注意以下两点：

首先，在签订进口合同前应到检验检疫机构办理检疫审批手续，取得准许入境的"中华人民共和国进境动植物检疫许可证"后再签进口合同。

其次，应当在合同或者协议中订明中国法定的检疫要求，并订明必须附有输出国家或者地区政府动植物检疫机构出具的检疫证书。

● 相关链接

进境（过境）动植物及其产品检疫审批

一、申请

申请单位通过电子方式或书面方式，向直属检验检疫局提出申请，同时，按照不同产品的要求，并向直属检验检疫局提交相关随附单证。

二、受理

直属检验检疫局根据申请单位提交的材料是否齐全、是否符合法定形式作出受理或不予受理的决定。申请材料不齐全或者不符合法定形式的，直属检验检疫局应在收到随附单证当场或5日内，一次告知申请单位。

履行受理手续后，向国家质检总局动植司递交申请。

三、审核、批准

动植司根据国外动植物疫情、法律法规、公告禁令、预警通报、风险评估报告、安全评价报告等，对直属检验检疫局提交的申请进行审核，作出许可或不予许可的决定，并签发"许可证"或"未获准通知书"。

审批工作自直属检验检疫局受理之日起20个工作日内完成。

我国规定禁止或限制入境的动物、动物产品及其他检疫物等，还需持特许审批单报检。

入境动物产品如用于加工，货主或其代理人需申请办理注册登记。检验检疫机构考核其用于生产、加工、存放的场地，符合规定防疫条件的发给注册登记证。货主或其代理人应向检验检疫机构办理检疫审批手续。

输入活动物（如猪、马、牛、羊、狐狸、鸵鸟等种畜、禽）的，国家质检总局根据输入数量、输出国家的情况和这些国家与我国签订的动物卫生检疫议定书的要求，确定是否需要进行境外检疫，如需要则在进口合同中加以明确。国家质检总局派出的兽医与输出国的官方兽医共同制订检疫计划，挑选动物，进行农场检疫、隔离检疫和安排动物运输环节的防疫等。

国家质检总局经过风险评估，取消了一部分风险较小的动物产品进境检疫审批规定。以下动物产品无须申请办理检疫审批手续：蓝湿（干）皮、已鞣制毛皮、洗净毛、炭化毛、毛条、贝壳类、部分水产品、蜂产品、蛋制品

（不含鲜蛋）、奶制品（鲜奶除外）、熟制肉类产品（如香肠、火腿、肉类罐头、食用高温炼制动物油脂）。

三、报检要求

货主或其代理人应在货物入境前或入境时向口岸检验检疫机构报检，约定检疫时间。

检查权的行使

项目 ＼ 输入货物	输入种畜、禽及其精液、胚胎的	输入其他动物的	输入前述以外的动物产品的	备注
报检时间	入境 30 日前报检	入境 15 日前报检	在入境时报检	
报检地点	入境口岸检验检疫机构	入境口岸检验检疫机构	入境口岸检验检疫机构	入境后需转关的，可在指运地 CIQ 报检并施检（活动物和动植物疫情流行国家或地区除外）

经现场检疫合格的，允许卸离运输工具，对运输工具、货物外包装、污染场地进行消毒处理并签发"入境货物通关单"，将货物运往指定存放地点。该批货物未经检验检疫机构实施检验检疫，不得加工、销售、使用。报检后，经检验检疫合格的，签发"入境货物检验检疫证明"，准予加工、销售、使用；经检验检疫不合格的，签发"检验检疫处理通知书"，在检验检疫机构的监督下，作退回销毁或者无害化处理。

四、报检时应提供的单据

货主或其代理人在办理进境动物、动物产品及其他检疫物报检手续时，除填写"入境货物报检单"外，还需按检疫要求出具下列有关单证：

1. 外贸合同、发票、装箱单、海运提单或空运/铁路运单、产地证等；

2. 输出国家或地区官方出具的检疫证书（正本）；

3. 输入动物、动物产品的需提供"中华人民共和国进境动植物检疫许可证"；分批进口的，还需提供许可证复印件进行核销；

4. 输入活动物的应提供隔离场审批证明；

5. 输入动物产品的应提供加工厂注册登记证书；

6. 以一般贸易方式进境的肉鸡产品报检时还需提供由外经贸部门签发的"自动登记进口证明"；外商投资企业进境的肉鸡产品，还需提供外经贸主管

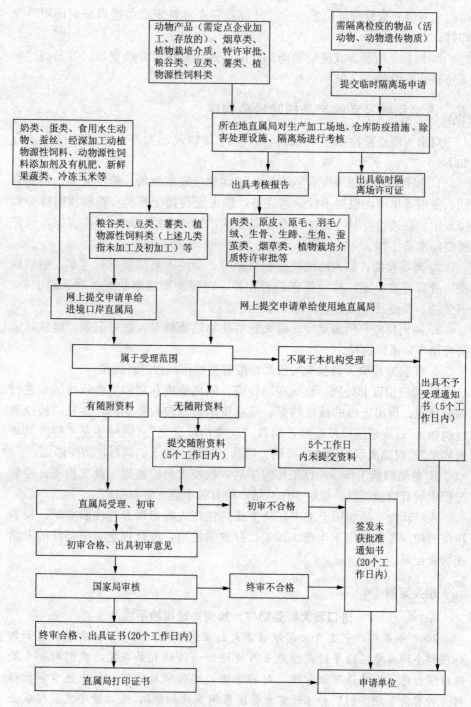

图 3-2　进境（过境）动植物及其产品检疫审批工作流程图

部门或省级外资管理部门签发的"外商投资企业特定商品进口登记证明"复印件；

7. 以加工贸易方式进境的肉鸡产品，还应提供由外经贸部门签发的"加工贸易业务批准证"。

五、入境动物及动物产品检验检疫程序

对出入境检验检疫机构来说，入境的动物及动物产品的检验检疫流程如下。

1. 接受报检和准备工作：查验入境动物检疫审批单、检疫证书、贸易合同、发票等单证，根据手续是否完备，确定是否接受报检。根据我国有关检疫规定、双边检疫卫生条件以及合同要求，制订检疫计划和工作方案，做好检疫前准备工作。

2. 现场检疫：输入的动物运抵口岸时，检疫人员实施登机（车、船）检疫，查看有关单证，核对货证是否相符，观察动物健康状况，对运输工具、铺垫物、粪便及污染场地、物品进行消毒。

3. 隔离检疫：隔离期间，每天观察动物健康状况，做好记录，监督日常防疫消毒，采样送样。

4. 实验室检验：各检验项目严格按有关操作规程进行操作。

5. 检疫出证和处理：根据现场检疫、隔离检疫和实验室检验的结果进行综合评定，得出正确的检疫结果。经检疫未发现应检疫病的，签发"检疫放行通知单"；发现应检疫病的，出具"动物检疫证书"，同时签发"检疫处理通知单"。对隔离场的动物、车辆、用具、场地、剩下的饲料作防疫消毒。

6. 总结归档工作：检疫工作完毕后，检疫人员应整理本批次检疫、检验过程中所有检验资料，撰写工作总结，将有关单证、资料归档。

入境动物产品如用于加工，货主或其代理人需申请办理注册登记。检验检疫机构应考核其用于生产、加工、存放的场地，符合规定防疫条件的发给注册登记证。

➡ 相关案例

进口澳大利亚奶牛，如何办理报检手续

2009 年 8 月，宁波 A 公司欲从澳大利亚进口种用奶牛，其急于知道如何办理奶牛的入境报检手续。按照出入境检验检疫的相关规定，我国对奶牛的进口实行进口检疫许可证管理，对种牛进口实行审批管理。种牛进口审批根据《种畜禽管理条例》和《种畜禽管理条例实施细则》，进口种牛需获得农业部畜牧兽医局许可。进口检疫许可是根据《中华人民共和国进出境动植物检

疫法》规定，在签订贸易合同之前，进口商或接收单位应向国家质检总局提出申请，办理进口奶牛检疫审批手续。通过审批并获得相关的进境检疫许可证后才能派出兽医对奶牛进行检疫。宁波 A 公司应出口商发出的邀请，办理两名兽医派遣手续，并向国家质检总局申请进境种牛检疫许可证；办好检疫许可证之后，宁波 A 公司才能与国外出口商签订奶牛购买合同，在签订完购买合同后，开具信用证给出口商指定银行。之后，宁波 A 公司即派专人到牧场选牛，通常情况下应选派 5～7 人分成两组各走不同路线选牛，每组一般包括进口商代表 1 人，兽医和翻译各 1 人；根据检验检疫机构的要求，被选中的奶牛在运往隔离场的两周至三周之前，需要在原牧场进行初次抽血检疫，每次检疫需要 4 天才能完成；隔离检疫通过牧场检疫的奶牛被送往中心隔离场再次检疫，为期至少 30 天；奶牛在入境时要按检验检疫机构有关规定进行现场检疫和隔离检疫。

通过上述案例的学习，我们了解种用奶牛入境报检流程如下：

（1）在签订进口奶牛合同之前，先办理检疫审批手续，取得进口许可证；

（2）在奶牛抵达口岸前，货主或其代理人须按规定向口岸检验检疫机关报检；

（3）现场检疫进口奶牛抵达入境口岸时，由检疫人员进入运输工具现场检疫；

（4）隔离检疫进境奶牛须在动物隔离场进行隔离检疫，隔离期为 45 天；

（5）检疫放行和处理检疫工作完毕后，口岸检验检疫机关对检疫合格的奶牛出具"动物检疫证书"和相关单证，准许入境。

新法速递

国家质检总局关于实施《进出口乳品检验检疫监督管理办法》(5 月 1 日起实施)

为保证进口乳制品的安全，国家质检总局 2013 年 1 月 24 日公布的《进出口乳品检验检疫监督管理办法》（国家质检总局令第 152 号，以下简称《办法》），将于 2013 年 5 月 1 日起实施。

一、国家质检总局将根据国家法律法规及食品安全国家标准变化情况，对适用《办法》的乳品范围进行调整，并在国家质检总局网站公布。《办法》第二条中规定的乳粉包括牛初乳粉，乳基婴幼儿配方食品包括基粉原料。特殊医学用途婴幼儿配方食品不适用《办法》。

二、国家质检总局对向中国出口乳品的境外食品生产企业实施注册制度。国家质检总局将公布境外乳品生产企业注册的相关规定，并给予企业一定的过渡期以完成注册工作。在过渡期内，未完成注册的境外乳品生产企业仍可以按《办法》要求继续向我国出口乳品。

三、需要办理检疫审批手续的进口乳品（见附件1），应当按照《进境动植物检疫审批管理办法》（国家质检总局令第25号）规定办理检疫审批手续。国家质检总局可以确定、调整需要办理检疫审批的进口乳品种类并在国家质检总局网站公布。

四、无论《办法》实施之前是否有进口记录，自《办法》施行之日起，从境外启运的某一产品从某一口岸第一次进口，均视为首次进口。该产品从同一口岸（指同一直属局辖区）进口的后续批次，视为非首次进口。境外生产企业、产品名称（包括产品品牌）、配方、境外出口商、境内进口商等信息完全一致的产品视为同一产品。

五、首次进口的乳品，进口商或者其代理人报检时应提供相应产品的食品安全国家标准中列明的项目的检测报告，包括标准中引用的食品中污染物和真菌毒素的标准。非首次进口的乳品，进口商或者其代理人报检时应当提供首次进口时提供的检测报告和报检单的复印件，以及国家质检总局规定项目（见附件2）的检测报告。非首次进口检测报告项目由国家质检总局根据乳品风险监测等有关情况调整、确定，并在国家质检总局网站公布。首次进口的婴幼儿配方食品基粉原料（乳基预混料），进口商或者其代理人报检时应当提供对应产品标准规定的微生物、污染物和真菌毒素项目的检测报告。非首次进口的基粉原料应当提供微生物项目的检测报告。上述检测报告应与进口乳品的生产日期或生产批号一一对应。

六、为进口乳品出具检测报告的检测机构，可以是境外官方实验室、第三方检测机构或企业实验室，也可以是境内取得食品检验机构资质认定的检测机构。

七、进口乳品的进口商或者其代理人在报检时如不能提供《办法》所要求的检测报告，应当提交书面材料说明理由并承诺在一定期限内补充提交符合《办法》规定的检测报告。检验检疫机构审核材料后可先接受报检，并在收到进口商或者其代理人补充提交的检测报告后，对进口乳品实施检验。其间进口乳品应当按照《办法》第十五条规定，存放在检验检疫机构指定或者认可的监管场所。

八、进口乳品安全卫生项目不合格的，再次进口时，进口商或者其代理人应当连续5批（指5个不同生产批次或生产日期）提供相应食品安全国家标准中列明的项目（包括标准中引用的污染物和真菌毒素项目）的检测报告。如检测不合格项目为非法添加物，则检测报告应当包括该项目。

九、进口乳品标签上标注获得的国外奖项、荣誉、认证标志等内容，应当提供经外交途径确认的有关证明文件。外交途径确认是指经我国驻外使领馆或外国驻中国使领馆确认。

十、进口乳品的进口商应通过面向公众的媒体（包括企业官网）及时公布进口乳品的种类、产地、品牌等信息。

十一、对需作销毁或退运处理的不合格进口乳品，进口商完成销毁或退运后，应在 5 个工作日内将销毁或退运情况向检验检疫机构报告。

注：附件 1 "需要办理检疫审批手续的进口乳品种类" 和附件 2 "非首次进口乳品检测项目列表" 详见国家质检总局网站 http://www.aqsiq.gov.cn/xxgk_13386/jlgg_12538/zjgg/2013/201304/t20130417_352863.htm

第四节　入境植物及植物产品的报检

为了保护我国农、林、牧、渔业生产和人民身体健康，维护对外贸易信誉，履行国际间的义务，防止危害动植物的病、虫、杂草及其他有害生物由国外传入和由国内传出，加强进出口动植物检疫工作，需要对进出中华人民共和国国境和过境的贸易性/非贸易性的动植物、动植物产品及其运载工具实施检验检疫。

一、报检范围

入境植物、植物产品及其他检疫物。"植物" 是指栽培植物、野生植物及其种子、种苗及其他繁殖材料等，包括所有栽培、野生的可供繁殖的植物全株或者部分，如植株、苗木（含试管苗）、果实、种子、砧木、接穗、插条、叶片、芽体、块茎、球茎、鳞茎、花粉、细胞培养材料等。"植物产品" 指来源于植物未经加工或者虽经加工但仍有可能传播病虫害的产品，如粮食、豆类、棉花、油类、麻类、烟草、籽仁、干果、鲜果、蔬菜、生药材、原木、饲料等。其他检疫物包括植物性有机肥料、植物性废弃物、植物产品加工后产生的下脚料和其他可能传带植物有害生物的检疫物，如草帘、麻袋、废纸等。

二、报检前审批

《中华人民共和国动植物检疫法》第十条规定：输入动物、动物产品、植物种子、种苗及其他繁殖材料的，必须事先提出申请，办理检疫审批手续。

入境植物种子、种苗及其他繁殖材料的，货主或其代理人应按我国引进种子的审批规定，事先向农业部，国家林业局，各省植物保护站、林业局等有关部门申请办理"引进种子、苗木检疫审批单"。入境后需要进行隔离检疫的，还要向检验检疫机构申请隔离场或临时隔离场；带介质土的还需办理特许审批；转基因产品需到农业部申领许可证。

进口水果、烟叶和茄科蔬菜（主要有番茄、辣椒、茄子等）须事先提出申请，办理检疫审批手续，取得"进境动植物检疫许可证"。转基因产品需到农业部申领许可证。

有些产品的疫病风险比较低，无须进行入境检疫审批。无须进行检疫审批的植物产品有：粮食加工品（大米、面粉、米粉、淀粉等）、薯类加工品（马铃薯细粉等）、植物源性饲料添加剂、乳酸菌、酵母菌。国家质检总局对其他入境粮食和饲料实行检疫审批制度。货主或其代理人应在签订进口合同前办理检疫审批手续。货主或其代理人应将"进境动植物检疫许可证"规定的入境粮食和饲料的检疫要求在贸易合同中列明。

进口原木，须附有输出国家或地区官方检疫部门出具的植物检疫证书，证明不带有中国关注的检疫性有害生物或双边植物检疫协定中规定的有害生物和土壤。进口原木带有树皮的，应在植物检疫证书中注明除害处理方法、使用药剂、剂量，处理时间和温度；进口原木不带树皮的，应在植物检疫证书中作出声明。

进口干果、干菜、原糖、天然树脂、土产类等，货主或其代理人应当根据这些货物的不同种类进行不同的报检准备。需要办理检疫审批的，如干辣椒等，在货物入境前事先提出申请，办理检疫审批手续，取得许可证。在进口上述货物前应当持合同、输出国官方出具的植物检疫证书向进境动植物检验检疫机构报检，约定检疫时间。经检验检疫机构实施现场检疫、实验室检疫合格或经检疫处理合格的，签发"入境货物通关单"，准予入境。

进口植物性油类及植物性饲料，包括草料、颗粒状或粉状成品饲料原料和配料以及随动物出入境的饲料，货主或其代理人在进口上述货物前应持合同、发票、输出国官方植物检疫证书等有关资料向检验检疫机构报检，约定检验检疫时间。到货后，经检验检疫机构实施现场和实验室检疫合格的，签发"入境货物通关单"，准予入境。

相关案例

未经检疫审批进境动植物产品案

2008 年 1 月，苏州检验检疫局邮检办工作人员在检查入境邮件时发现，

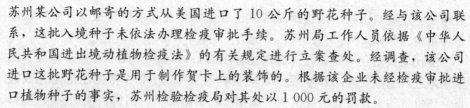

苏州某公司以邮寄的方式从美国进口了10公斤的野花种子。经与该公司联系，这批入境种子未依法办理检疫审批手续。苏州局工作人员依据《中华人民共和国进出境动植物检疫法》的有关规定进行立案查处。经调查，该公司进口这批野花种子是用于制作贺卡上的装饰的。根据该企业未经检疫审批进口植物种子的事实，苏州检验检疫局对其处以1 000元的罚款。

[案例分析]

近年来，随着对外交流的发展，入境动植物、动植物产品的品种和数量也不断增加，一些外来有害生物也随之侵入国境，加拿大一枝黄花、松材线虫等有害生物都曾给我国带来极大的危害。为保护农、林、牧、渔业生产和人体健康，加强进出境动植物的检疫工作就显得尤为重要。而入境动植物检疫审批制度则将阻止外来生物入侵的大门前置，对某些特殊动植物在入境之前就应该办理检疫审批手续，提前获得入境的许可，在入境时核对证货相符，并符合我国检疫要求方可入境。

根据《中华人民共和国进出境动植物检疫法》及其实施条例的规定，需办理入境检疫审批的动植物、动植物产品有：（1）禁止入境的动植物病原体，害虫及其他有害生物、动物尸体，土壤和动植物疫情流行的国家和地区的有关动植物、动植物产品和其他检疫物；（2）动物、动物产品，植物种子、种苗及其他繁殖材料。

[法律依据]

1.《中华人民共和国进出境动植物检疫法》第十条："输入动物、动物产品、植物种子、种苗等其他繁殖材料的，必须事先提出申请，办理检疫审批手续。"

2.《中华人民共和国进出境动植物检疫法实施条例》第五十九条："有下列违法行为之一的，由口岸动植物检疫机关处5 000元以下的罚款：（一）未报检或者未依法办理检疫审批手续或者未按检疫审批的规定执行的；（二）……"

资料来源：江苏出入境检验检疫协会网站 http://www.jsciq.org.cn/index.shtml

三、报检要求

在植物种子、种苗入境前，货主或其代理人应持有关资料向检验检疫机构报检，预约检疫时间。经检验检疫机构实施现场检疫或处理合格的，签发"入境货物通关单"。

输入植物、种子、种苗及其他繁殖材料的，应在入境前7天向口岸检验检疫机构报检，并由口岸检验检疫机构实施检疫。入境后需转关的，除来自动植物疫情流行国家或地区的以外，到指运地检验检疫机构报检，并实施检验检疫。过境的植物、植物产品和其他检疫物，在入境口岸报检，出境口岸不再报检。

经现场检疫合格的，允许卸离运输工具，对运输工具、货物外包装、污染场地进行消毒处理，并签发"入境货物通关单"，将货物运往指定存放地点。该批货物未经检验检疫机构实施检疫，不得加工、销售、使用。报检后，经检验检疫合格的，签发"入境货物检验检疫证明"，准予加工、销售、使用；经检验检疫不合格的，签发"检验检疫处理通知书"，在检验检疫机构的监督下，作退回销毁或者无害化处理。

四、报检应提供的单据

货主或其代理人报检时应填写"入境货物报检单"并随附合同、发票、提单、"引进种子、苗木检疫审批单"及输出国官方植物检疫证书、产地证等有关文件。来自美国、日本、韩国以及欧盟的货物，应按规定提供有关包装情况的证书或声明。

在粮食和饲料入境前，货主或其代理人应向入境口岸检验检疫机构报检，报检时除应填写"入境货物报检单"并随附合同、发票、提单外，还应提交"进境动植物检疫许可证"、输出国官方植物检疫证书、约定的检验方法标准或成交样品、产地证及其他有关文件。

五、入境植物及植物产品检验检疫程序

出入境检验检疫机构在受理了报检人的报检之后，通常按以下的程序和项目实施检验检疫。

（一）核查货证是否相符

查验入境植物检疫审批单、输出国官方植物检疫证书、产地证等有关文件。来自美国、日本、韩国以及欧盟的货物，应按规定提供有关包装情况的证书或声明。

（二）出入境检验检疫机关依据下列内容实施检疫

1.《中华人民共和国进出境动植物检疫法》及相关法规规定的进境植物危险性有害生物。

2. 我国政府与一些国家政府间签订的植物检疫和植物保护双边协定中规定的、签约双方防止通过植物或植物产品的出口而传入对方的危险性病虫害名单。在双边协定中，这类危险性病虫害名单一般被称作"检疫性病、虫、杂草"或"植物检疫病虫害"等。

3. 在进口贸易合同及入境种苗检疫审批单中所规定的不得带有的植物病

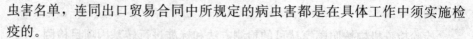

虫害名单，连同出口贸易合同中所规定的病虫害都是在具体工作中须实施检疫的。

4. 国家的其他有关规定。

（三）检验检疫处理要求

1. 经检疫发现有害生物，具备有效除害处理方法的，由检验检疫机构监督进行除害处理。

2. 经检验不符合有关法律、法规及合同要求，但可进行有效技术处理的，在检验检疫机构监督下进行技术处理。

3. 经检验不符合法律、法规及合同要求的，且拒绝进行技术处理，或经技术处理后重新检验仍不合格的，作退回处理。

4. 经检疫发现土壤或检疫性有害生物，且无有效除害处理方法的，作销毁处理。

六、转基因产品

"转基因产品"是指国家《农业转基因生物安全管理条例》规定的农业转基因生物及其他法律、法规规定的转基因生物与产品，包括通过各种方式（包括贸易、来料加工、邮寄、携带、生产、代繁、科研、交换、展览、援助、赠送以及其他方式）进出境的转基因产品。

国家质检总局对进境转基因动植物及其产品、微生物及其产品和食品实行申报制度。

（一）进境转基因产品的报检

货主或其代理人在办理进境报检手续时，应当在"入境货物报检单"的货物名称栏中注明是否为转基因产品。申报为转基因产品的，除按规定提供有关单证外，还应当提供法律、法规规定的主管部门签发的"农业转基因生物安全证书"（或者相关批准文件，以下简称批准文件）和"农业转基因生物标识审查认可批准文件"。

对于实施标识管理的进境转基因产品，检验检疫机构核查标识，符合"农业转基因生物标识审查认可批准文件"的，准予进境；不按规定标识的，重新标识后方可进境；未标识的，不得进境。

对列入实施标识管理的农业转基因生物目录（国务院农业行政主管部门制定并公布）的进境转基因产品，如申报是转基因的，检验检疫机构实施转基因项目的相符性检测；如申报是非转基因的，检验检疫机构进行转基因项目抽查检测；对实施标识管理的农业转基因生物目录以外的进境动植物及其产品、微生物及其产品和食品，检验检疫机构可根据情况实施转基因项目抽查检测。

检验检疫机构按照国家认可的检测方法和标准进行转基因项目检测。

经转基因检测合格的，准予进境。如有下列情况之一的，检验检疫机构通知货主或其代理人作退货或销毁处理：

1. 申报为转基因产品，但经检测其转基因成分与批准文件不符的；

2. 申报为非转基因产品，但经检测其含有转基因成分的。

进境供展览用的转基因产品，须获得法律、法规规定的主管部门签发的有关批准文件后方可入境，展览期间应当接受检验检疫机构的监管。展览结束后，所有转基因产品必须作退回或销毁处理。如因特殊原因，需改变用途的，须按有关规定补办进境检验检疫手续。

（二）过境转基因产品的报检

过境的转基因产品，货主或其代理人应当事先向国家质检总局提出过境许可申请，并提交以下资料：

1. "转基因产品过境转移许可证申请表"；

2. 输出国家或者地区有关部门出具的国（境）外已进行相应的研究证明文件或者已允许作为相应用途并投放市场的证明文件；

3. 转基因产品的用途说明和拟采取的安全防范措施；

4. 其他相关资料。

国家质检总局自收到申请之日起 20 日内作出答复，对符合要求的，签发"转基因产品过境转移许可证"，通知进境口岸检验检疫机构；对不符合要求的，签发"不予过境转移许可证"，并说明理由。

过境转基因产品进境时，货主或其代理人须持规定的单证和过境转移许可证向进境口岸检验检疫机构申报，经检验检疫机构审查合格后，准予过境，并由出境口岸检验检疫机构监督其出境。对改换原包装及变更过境线路的过境转基因产品，应当按照规定重新办理过境手续。

相关案例

热情服务，检验检疫机构助推中越农产品贸易

——凭祥与越南合作种植甘蔗入境压榨

2009 年 2 月 17 日，一辆从越南种植基地出发、满载着 20 吨甘蔗的货车，经凭祥检验检疫局浦寨办事处检验检疫合格后通过浦寨进入凭祥，准备入厂压榨。这是凭祥市与越南合作种植甘蔗项目收获的首次大批量入厂原料蔗，该市尝到了跨国农业合作的甜头。

在开放型战略思想的指导下，凭祥近年来在中越农业合作方面迈出了新步伐，积极与越南合作开发农业优势产业，利用越南丰富的土地和劳动力资源，与越南文朗、长定县合作种植甘蔗。双方协定：合作项目生产原料蔗所需的蔗种、肥料和技术指导由凭祥制糖企业负责提供，并负责收购所产的原料蔗；收购原料蔗时，中越两国口岸联检部门给予大力支持，办理通关手续时尽量简便。2007 年春，在双方共同努力下，该项目在越南文朗县发动农民种蔗 500 亩，当年产量达 2 000 多吨，2008 年种植 1 万亩，生产原料达 1 万多吨，计划 2010 年发展到 6 万亩以上。这些举措有效解决了该市制糖企业原料蔗不足的问题，达到企业增效、财源增长、蔗农增收的目标，在跨境农业合作领域方面走出了成功的一步。

据悉，此批原料蔗从 2009 年 2 月 17 日至 4 月 30 日将陆续通过浦寨边贸互市点入境，运往凭祥市才源有限责任公司（原夏石糖厂）进厂压榨。

为使中越合作种植原料蔗项目得以顺利实施和不断发展推进，凭祥检验检疫局对原料蔗入境工作高度重视，制订了相应的工作方案，参照《进境植物检验检疫规程》，以特事特办的原则，对入境原料蔗及时进行现场检验检疫、抽样送检、除虫除害处理，原料蔗经检测，农药残留含量符合我国检验检疫标准后批准入境。

案例启示："严把国门，服务企业"是检验检疫机构的工作宗旨，在合法、合规的前提下，促进贸易发展，服务地方经济，方便企业通关，降低企业成本可以充分提高企业的竞争力。

资料来源：2009 年 3 月 12 日，广西日报

第五节　入境机电产品的报检

一、入境机电产品的报检范围

入境机电产品的报检是指对列入《出入境检验检疫机构实施检验检疫的进出境商品目录》中检验检疫类别为 M 的入境机电类产品实施的报检。机电产品主要包括：车辆、锅炉压力容器、机床、成套设备、医疗器械、电梯、电动工具、家用电器、电池产品、其他电器类产品、其他机械产品等。

根据有关法律、法规的规定，旧机电产品也属于报检的范围。旧机电产品主要是指有下列情形之一的机电产品：

1. 已经使用（不含使用前测试、调试的设备）仍具备基本功能和一定使用价值的机电产品；

2. 未经使用但存放时间过长，超过质量保证期的机电产品；

3. 未经使用但存放时间过长，部件产生明显有形损耗的机电产品；

4. 新旧部件混装的机电产品；

5. 经过翻新的，如旧压力容器类、旧工程机械类、旧电器类、旧车船类、旧印刷厂机械类、旧食品机械类、旧农业机械类等。

进口旧机电产品，进口单位需要向国家质检总局或其授权的机构申请办理进口检验。

二、报检要求

（一）强制性产品认证

国家对涉及人类健康、动植物的生命和健康以及环境保护和公共安全的产品实行强制性认证制度。凡列入《中华人民共和国实施强制性产品认证的产品目录》内的商品，必须经过指定的认证机构认证合格，取得指定认证机构颁发的认证证书并加施认证标志后，方可进口。

实施强制性产品认证商品的收货人或其代理人在报检时除填写"入境货物报检单"并随附有关外贸单证外，还应提供认证证书复印件并在产品上加施认证标志。

（二）进口许可证民用商品入境验证

民用商品入境验证是指对国家实行强制性产品认证的民用商品，在通关入境时由检验检疫机构核查其是否取得必需的证明文件。在《出入境检验检疫机构实施入境验证的进口商品目录》内检验检疫类别中，标有"L"标记的进口商品的收货人或其代理人，在办理进口报检时，应当提供有关进口许可的证明文件。口岸检验检疫机构对其认证文件进行验证，必要时对其货证相符性以及认证标记进行查验。

（三）旧机电产品

1. 报检范围。

所有进口的旧机电产品。所谓"旧机电产品"，是指已经使用过（包括翻新）的机电产品，如旧压力容器类、旧工程机械类、旧电器类、旧车船类、旧印刷机械类、旧食品机械类、旧农业机械类等。进口旧机电产品，进口单位需向国家质检总局或其授权机构申请办理进口检验。

2. 报检时需提供以下相关单据。

（1）进口属于"限制进口机电产品目录"，而不属于"旧机电产品禁止进口目录"的旧机电产品，报检时应提供商务部主管部门签发的注明为旧机电的相关机电产品进口证明。

（2）进口属于"自动进口许可机电产品目录"或"自动进口许可的旧机电产品目录"，而不属于"旧机电产品禁止进口目录"的旧机电产品，报检时应提供外经贸主管部门签发的注明旧机电的相关机电进口证明。

（3）进口属于"由地方、部门机电办签发许可证的自动进口许可机电产品目录"，而不属于"旧机电产品禁止进口目录"，又不属于"自动进口许可的旧机电产品目录"的旧机电产品，报检时应提供各地方、部门机电办签发的注明为旧机电的相关机电产品进口证明。

（4）进口旧机电产品的单位，在签署合同或有约束力的协议时，必须按照国家安全、卫生、环保等法律、行政法规的规定，订明该产品的检验依据及各项技术指标等的检验条款。对涉及国家安全、环保、人类健康的旧机电产品以及大型二手成套设备，进口单位必须在对外贸易合同中订明在出口国进行装运前预检验、监装等条款。国家规定必须进行装船前预检验的旧机电产品，报检时还应提供装运前检验证书。

（5）列入《中华人民共和国实施强制性产品认证的产品目录》的旧机电产品，用于销售、租赁或者专业维修等用途的，备案申请人在提交规定的备案申请资料的同时，还必须提供相应的"CCC认证"证明文件。国家特殊需要并经国家质检总局批准的除外。

（6）进口旧机电产品报检时，还需要提供"进口旧机电产品备案书"或"免予装船前检验证书"。按国家质检总局规定，有的旧机电产品可在直属检验检疫局备案，而有的则须由直属检验检疫局审核合格后再到国家质检总局进行备案。

凡列入《国家质检总局办理备案的进口旧机电产品目录》的进口旧机电产品，经所在地直属检验检疫局初审后，报国家质检总局备案；目录外的进口旧机电产品由所在地直属检验检疫局受理备案申请。

国务院国有资产监督管理委员会履行出资人职责的企业及其所属的经营性企业进口旧机电产品的备案申请由国家质检总局受理。

列入《不予备案的进口旧机电产品目录》的进口旧机电产品，除国家特殊需要并经国家质检总局批准的外，进口旧机电产品备案机构一律不予受理备案申请。

（四）进口电池产品

为加强电池产品汞污染的防治工作，保护和改善我国生态环境，中国轻工总会等9个国务院原部委局联合下发了《发布〈关于限制电池产品汞含量的规定〉的通知》。通知规定自2001年1月1日起，进出口电池产品汞含量由检验检疫机构实施强制检验。进出口电池产品实行备案和汞含量年度专项检测制度。汞含量专项检测由国家质检总局核准实施进出口电池产品汞含量检测的实验室实施，并出具"电池产品汞含量检测合格确认书"。确认书的有效期为一年，受理备案申请的检验检疫机构凭该确认书审核换发"进出口电池产品备案书"。进口电池产品的收货人或其代理人在报检时应提供"进出口电池产品备案书"。

（五）成套设备

1. 需结合安装调试进行检验的成套设备、机电仪器产品以及在口岸开件后难以恢复包装的商品，应在收货人所在地检验检疫机构报检并检验。

2. 对大型成套设备，应当按照对外贸易合同约定监造、装运前检验或者监装。收货人保留到货后终极检验和索赔的权利。

出入境检验检疫机构可以根据需要派出检验人员参加或者组织实施监造、装运前检验或者监装。

3. 出入境检验检疫机构对检验不合格的进口成套设备及其材料，签发不准安装使用通知书。经技术处理，并经出入境检验检疫机构重新检验合格的，方可安装使用。

4. 成套设备中涉及旧机电产品的，应按照旧机电产品的相关规定处理，并提供相应的证明文件。

第六节　进境食品、药品的报检

一、进境食品

《中华人民共和国食品安全法》已由中华人民共和国第十一届全国人民代表大会常务委员会第七次会议于 2009 年 2 月 28 日通过并予公布，自 2009 年 6 月 1 日起施行。原《中华人民共和国食品卫生法》同时废止。

（一）报检范围

《中华人民共和国食品安全法》（以下简称《食品安全法》）规定，食品是指各种供人食用或者饮用的成品和原料以及按照传统既是食品又是药品的物品，但不包括以治疗为目的的物品。进口的食品应当经出入境检验检疫机构检验合格后，海关凭出入境检验检疫机构签发的通关证明放行。

（二）报检要求

1. 标签审核。

食品标签是指在食品包装容器上附于食品包装容器上的一切附签、吊牌、文字、图形、符号说明物。预包装食品：预先定量包装或者制作在包装材料和容器中的食品。

《食品安全法》规定预包装食品的包装上应当有标签。标签应当标明下列事项：

    （1）名称、规格、净含量、生产日期；

    （2）成分或者配料表；

    （3）生产者的名称、地址、联系方式；

    （4）保质期；

    （5）产品标准代号；

    （6）贮存条件；

    （7）所使用的食品添加剂在国家标准中的通用名称；

    （8）生产许可证编号；

    （9）法律、法规或者食品安全标准规定必须标明的其他事项；

    （10）专供婴幼儿和其他特定人群的主辅食品，其标签还应当标明主要营养成分及其含量。

食品和食品添加剂的标签、说明书，不得含有虚假、夸大的内容，不得涉及疾病预防、治疗功能。生产者对食品标签和说明书上所载明的内容负责。食品和食品添加剂的标签、说明书应当清楚、明显，容易辨认。食品和食品添加剂与其标签、说明书所载明的内容不符的，不得上市销售。

进口预包装食品应当有中文标签、中文说明书。标签、说明书应当符合《食品安全法》以及我国其他有关法律、法规的规定和食品安全国家标准的要求，载明食品的原产地以及境内代理商的名称、地址、联系方式。预包装食品没有中文标签、中文说明书或者标签、说明书不符合《食品安全法》规定的，不准进口。

目前，检验检疫机构对食品的标签审核，与进口食品检验检疫结合进行。进口食品标签审核的内容包括：标签的格式、版面以及标注的与质量有关的内容是否真实、准确。经审核合格的，在按规定出具的检验证明文件中加注"标签经审核合格"。

2. 凡以保健食品名义报检的进口食品必须报国家食品药品监督管理局审批合格后，方准予进口。凡取得保健食品批号的进口保健食品，在进口时须增做功能性复核实验项目，否则一律不予签发"卫生证书"。

3. 进口尚无食品安全国家标准的食品，或者首次进口食品添加剂新品种、食品相关产品新品种，进口商应当向国务院卫生行政部门提出申请并提交相关的安全评估材料。国务院卫生行政部门依照《食品安全法》第四十四条的规定作出是否许可的决定，并及时制定相应的食品安全国家标准。

4. 向我国境内出口食品的出口商或者代理商应当向国家出入境检验检疫部门备案。

向我国境内出口食品的境外生产企业应当向国家出入境检验检疫部门注册。

5. 进口商应当建立食品进口和销售记录制度，如实记录食品名称、规格、数量、生产日期、生产或者进口批号、保质期、出口商和购货者名称及联系方式、交货日期等内容。食品进口和销售记录应当真实，保存期不得少于两年。

（三）报检时应提供的单据

1. 报检人按规定填写"入境货物报检单"，提供相关外贸单据：合同、发票、装箱单、提（运）单等；

2. 进口食品原产地证书；

3. 输出国使用的农药、化肥、除草剂、熏蒸剂及生产食品的原料、添加剂、加工方法等有关资料及标准。

（四）进口食品换证

进口食品经营企业（指进口食品的批发、零售商）在批发、零售进口食品时应持有当地检验检疫机构签发的进口食品卫生证书。进口食品在口岸检验合格取得卫生证书后再转运内地销售时，持口岸检验检疫机构签发的进口食品卫生证书正本或副本到当地检验检疫机构换取卫生证书。填写"入境货物报检单"，并在报检单合同其他要求一栏中注明需换领证书的份数。

（五）进口食品包装容器、包装材料

进口食品包装容器、包装材料（以下简称食品包装）是指已经与食品接触或预期会与食品接触的进口食品内包装、销售包装、运输包装及包装材料。国家质检总局对食品包装进口商实施备案治理，对进口食品包装产品实施检验。

作为商品直接进口的与食品接触的材料和制品及已盛装进口食品的食品包装，应向到货地口岸检验检疫机构报检。报检时应填写"入境货物报检单"，同时随单提供提单、合同、发票、装箱单等，还应提交"出入境食品包装备案书"（复印件）。经检验合格出具"入境货物检验检疫证书"。

盛装进口食品的食品包装，在进口食品报检时列明包装情况。检验检疫机构在对进口食品检验的同时对食品包装进行抽查检验。

对未能提供"出入境食品包装备案书"的，在检验检疫机构予以受理报检时，进口商可按备案治理规定及时办理相关手续。进出口食品包装备案不是行政许可，对未经备案企业进口或生产的食品包装应实施批批检验检测。

对已列入《法检商品目录》的进口食品包装，如用于盛装出口食品，可凭"入境货物检验检疫证书"换发"出入境货物包装性能检验结果单"，必要时应对安全、卫生项目进行检测。

对未列入《法检商品目录》的进口食品包装，按照非法定检验检疫商品监视抽查治理规定实施抽查检验，如用于盛装出口食品，应按照出口食品包装有关规定办理"出入境货物包装性能检验结果单"。

二、药品、药材检验制度

为了保证药品质量，增进药品疗效，保障人民用药安全，维护人民身体健康，根据《中华人民共和国药品管理法》和《国务院关于加强医药管理的决定》的规定，凡进口的药品，必须有卫生部核发的"进口药品注册证"，并列为法定检验，需经口岸药品检验所检验合法后方准予进口。进口药品的外贸企业，须具有卫生行政部门核发的"药品经营企业许可证"。

（一）一般药品、药材

进口药品、药材到达口岸后，收货人应向口岸药检所报检。经营单位凭口岸药检所出具的"进口药品报检证明"或者加盖"已接受报检"印章的进口货物报关单向海关报关。目前，卫生部授权的口岸药检所为：北京、天津、上海、广东、福建等省、直辖市药检所和广州、大连、青岛、武汉等市药检所。如果进口口岸没有药检机构，可以将进口药品作为"海关监管货物"监管至指运地海关验放。

解放军总后勤部卫生部进出口供军内使用的药品，由总后卫生部药品检验所负责检验。

对用于医疗急救、科研或国外赠送的进口药品，海关凭省级卫生厅（局）出具的免验证明验放。

出境的中药材，按动植物检疫办法和濒危物种、商品检验的管理规定进行管理。

（二）麻醉药品

麻醉药品指的是连续使用易使身体产生依赖性、易成瘾的药品。依据《麻醉药品管理办法》的规定，国家严格管理麻醉药品的生产、供应和进出口，非医疗、教学、科研需要一律不得使用麻醉药品。

麻醉药品的进出口业务，必须由卫生部审核批准，发给麻醉药品进出口许可证，并通知出口国政府和国际麻醉管理局。目前，麻醉药品的进出口由中国医药保健品进出口总公司及其省、自治区、直辖市医药保健品进出口公司或由卫生部、外经贸部指定的其他单位经营。进出口麻醉药品，必须向海关提供卫生部核发的"麻醉药品进口准许证"或"麻醉药品出口准许证"，海关凭之以验放。

（三）精神药物

精神药物是作用于人的中枢神经系统，在医疗上连续使用能使人产生依赖性的药品。精神药品品种及分类每年由卫生部公布。为了加强对精神药物的进出口管理，我国进出口的精神药物，一律凭卫生部审核批准并发放的"精神药物进（出）口准许证"向海关报关，精神药物的进出口业务由中国医药保健品进出口总公司和中国化工进出口总公司统一经营。

（四）血液制品

为防止获得性免疫缺陷综合征（艾滋病）传入我国，卫生部会同海关总署联合规定，除人血清白蛋白以外，其他所有血液制品均为国家禁止进口的药品品种，禁止国内任何单位进口。如确因临床医疗需要亟需进口，须取得直属检验检疫局签发的"入/出境特殊物品卫生检疫审批单"。

（五）进口兽药检验

依据《兽药管理条例》的规定，进口兽药须经农业部指定的口岸兽药监察所检验合格后方准进口，进口单位凭在进口货物报关单上加盖的口岸兽药监察所"已接受报检"的印章向海关报关。

第七节　入境危险化学品的报检

《危险化学品安全管理条例》（国务院令第 591 号）（以下称《条例》）已于 2011 年 12 月 1 日起施行，《条例》明确规定，出入境检验检疫机构对进出口危险化学品及其包装实施检验。为了切实加强进出口危险化学品及其包装的检验监管，总局将《危险化学品目录》中的部分产品列入法检目录（质检总局、海关总署联合公告 2011 年第 203 号），并将于 2012 年 2 月 1 日起按照有关规定实施检验监管。其中对于入境危险化学品的报检规定如下：

1. 进口危险化学品及其包装按照我国国家标准、行业标准的要求实施检验；如果贸易合同或信用证注明的检验要求高于我国国家标准、行业标准的要求的，按照贸易合同或信用证注明的检验要求实施检验。政府间协议有特殊要求的，还应当按相关特殊要求实施检验。

2. 受理报检的进口危险化学品应是我国《危险化学品目录》中的品种，报检审核的单据除《出入境检验检疫报检规定》要求的单据外，还包括下列材料：

（1）进口危险化学品经营企业符合性声明；

（2）对需要添加抑制剂或稳定剂的产品，应提供实际添加抑制剂或稳定剂的名称、数量等情况说明；

（3）中文安全数据单、危险公示标签的样本。

3. 对进口危险化学品，按照以下规定实施检验：

（1）检验报检货物的主要成分/组分信息、物理及化学特性、危险类别、包装类别等是否符合相关规定，与报检时提供的安全数据单、危险公示标签是否相一致；

（2）检验报检货物中是否随附中文安全数据单、包装上是否有中文危险公示标签；安全数据单、危险公示标签的内容是否符合相关规定。

4. 对进口危险化学品所用包装，按照以下规定实施检验：

（1）检验货物的包装型式、包装类别、包装规格、单件质量、包装标记等是否符合相关规定，并与报检货物的性质和用途相适应；

（2）检验货物的包装方式、包装使用状况是否符合相关规定。

有关问题的说明：

1. 按照《条例》规定，出入境检验检疫机构实施检验监管的危险化学品是指列入国家《危险化学品名录》的产品，出入境检验检疫机构应依法实施检验监管。

2. 本通知所提及的相关规定，包括我国法律法规、国家标准、行业标准要求，或输入国家或地区法律法规及标准要求；《关于危险货物运输的建议书·规章范本》（TDG）、《全球化学品统一分类和标签制度》（GHS）的规定；以及政府间签订协议的相关特殊要求。

3. 用作食品添加剂的进出口危险化学品，应同时实施食品卫生监督检验和商品检验，其食品安全的检验监管按照进出口食品添加剂检验监管有关规定执行。

4. 对需凭检验检疫证书计价、结汇或通关的进出口危险化学品，除须按照本通知实施检验外，还应依据贸易合同或信用证注明的检验要求实施检验。

第八节　其他入境货物的报检

一、入境玩具

（一）报检范围

列入《法检商品目录》及法律、行政法规规定必须经检验检疫机构检验的出口玩具。检验检疫机构对《法检商品目录》外的进出口玩具按照国家质检总局的规定实施抽查检验。

（二）报检要求及应提供的单证

进口玩具的收货人或者其代理人在办理报检时，应当按照《出入境检验检疫报检规定》如实填写入境货物报检单，提供外贸合同、发票、装箱单、提（运）单等有关单证。对列入强制性产品认证目录的进出口玩具还应该提供强制性产品认证证书复印件。

对未列入强制性产品认证目录内的进口玩具，报检人已提供进出口玩具检测实验室（以下简称玩具实验室）出具的合格的检测报告的，检验检疫机构对报检人提供的有关单证与货物是否相符进行审核。

对未能提供检测报告或者经审核发现有关单证与货物不相符的，应当对该批货物实施现场检验并抽样送玩具实验室检测。

在国内市场销售的进口玩具，其安全、使用标识应当符合我国玩具安全的有关强制性要求。

国家质检总局对存在缺陷、可能导致儿童伤害的进出口玩具的召回实施监督管理。

二、入境食品和动物饲料添加剂及原料产品

（一）报检范围

入境人类食品和动物饲料添加剂及原料产品。入境人类食品和动物饲料添加剂及原料产品是指根据国家质检总局、商务部、海关总署 2007 年第 70 号联合公告须纳入进出口检验检疫监管的 124 种产品，如槭糖及槭糖浆、化学纯果糖等。

（二）报检要求及应提供的证单

货主或其代理人应当在入境前，向进出境口岸的出入境检验检疫机构办理报检手续。报检时除提供合同、发票、提（运）单和装箱单等资料外，还应该注意：

1. 对申报用于人类食品或动物饲料添加剂及原料产品，报检时须注明用于人类食品加工或用于动物饲料加工，由出入境检验检疫机构进行检验检疫，海关凭出入境检验检疫机构签发的"出/入境货物通关单"办理放行手续。

2. 对申报仅用于产业用途，不用于人类食品或动物饲料添加剂及原料产品，企业须提交贸易合同及非用于人类食品和动物饲料添加剂及原料产品用途的证据，经出入境检验检疫机构查验无误后，对检验检疫种别仅为 R 或 S 的，直接签发"出/入境货物通关单"；检验检疫种别非 R 或 S 的，按规定实施品质检验。

3. 进口 124 种入境人类食品和动物饲料添加剂及原料产品时，外包装上须印明产品用途，所印内容必须与向检验检疫机构申报的用途一致。

三、进口医疗器械

进口医疗器械是指从境外进入中华人民共和国境内的，单独或者组合使用于人体的仪器、设备、器具、材料或者其他物品，包括所配套使用的软件，其使用旨在对疾病进行预防、诊断、治疗、监护、缓解，对损伤或者残疾进行诊断、治疗、监护、缓解、补偿，对解剖或者生理过程进行研究、替代、调节，对妊娠进行控制等。

1. 检验检疫机构根据医疗器械进口单位的管理水平、诚信度、进口医疗器械产品的风险等级、质量状况和进口规模，对医疗器械进口单位实施分类监管，详细分为3类。

医疗器械进口单位可以根据条件自愿提供分类管理申请。

2. 检验检疫机构按照进口医疗器械的风险等级、进口单位的分类情况，根据国家质检总局的相关规定，对进口医疗器械实施现场检验，以及与后续监督管理（以下简称监督检验）相结合的检验监管模式。

3. 国家质检总局根据进出口医疗器械的结构特征、使用形式、使用状况、国家医疗器械分类的相关规则以及进口检验管理的需要等，将进口医疗器械产品分为：高风险、较高风险和一般风险3个风险等级。

进口医疗器械产品风险等级目录由国家质检总局确定、调整，并在实施之日前60日内公布。

4. 根据需要，国家质检总局对高风险的进口医疗器械可以按照对外贸易合同约定，组织实施监造、装运前检验和监装。

5. 进口医疗器械进口时，进口医疗器械的收货人或者其代理人（以下简称报检人）应当向报关地检验检疫机构报检，并提供下列材料：

（1）报检规定中要求提供的单证；

（2）属于《强制性产品认证目录》内的医疗器械，应当提供中国强制认证证书；

（3）进口单位为一、二类进口单位的，应当提供检验检疫机构签发的进口单位分类证明文件。

6. 口岸检验检疫机构应当对报检材料进行审查，不符合要求的，应当通知报检人；经审查符合要求的，签发"入境货物通关单"，货物办理海关报关手续后，应当及时向检验检疫机构申请检验。

7. 进口医疗器械应当在报检人报检时申报的目的地检验。对需要结合安装调试实施检验的进口医疗器械，应当在报检时明确使用地，由使用地检验检疫机构实施检验。需要结合安装调试实施检验的进口医疗器械目录由国家质检总局对外公布实施。对于植入式医疗器械等特别产品，应当在国家质检总局指定的检验检疫机构实施检验。

8. 检验检疫机构对实施强制性产品认证制度的进口医疗器械实行入境验证，查验证单，核对证货是否相符，必要时抽取样品送指定实验室，按照强制性产品认证制度和国家规定的相关标准进行检测。

9. 用于科研及其他非作用于患者目的的进口旧医疗器械，经国家质检总局及相关部门批准后，方可进口。禁止进口前两款规定以外的其他旧医疗器械。

10. 进口捐赠医疗器械检验监管：

（1）进口捐赠的医疗器械应当未经使用，且不得夹带有害环境、公共卫生的物品或者其他违禁物品。

（2）进口捐赠医疗器械禁止夹带列入我国《禁止进口货物目录》的物品。

（3）向中国境内捐赠医疗器械的境外捐赠机构，须由其或者其在中国的代理机构向国家质检总局办理捐赠机构及其捐赠医疗器械的备案。

（4）国家质检总局在必要时可以对进口捐赠的医疗器械组织实施装运前预检验。

（5）接受进口捐赠医疗器械的单位或者其代理人应当持相关批准文件向报关地的检验检疫机构报检，向使用地的检验检疫机构申请检验。

（6）检验检疫机构凭有效的相关批准文件接受报检，实施口岸查验，使用地检验。

（7）境外捐赠的医疗器械经检验检疫机构检验合格并出具"入境货物检验检疫证明"后，受赠人方可使用；经检验不合格的，按照商检法及实施条例的有关规定处理。

第九节　入境报检所需单证及案例评析

入境报检时，应填写入境货物报检单并提供合同、发票、提单等有关单证。有下列情况在报检时除提供通常的报检单据外，还应按要求提供有关文件。

1. 凡实施安全质量许可、卫生注册或其他需审批审核的货物，应提供有关证明。

2. 进行品质检验的还应提供国外品质证书或质量保证书、产品使用说明书及有关标准和技术资料；凭样品成交的，须加附成交样品；以品级或公量计价结算的，应同时申请重量鉴定。

3. 入境废物报检时，还应提供国家环保部门签发的"进口废物批准证书"和经认可的检验机构签发的装运前检验合格证书等。

4. 申请残损鉴定的还应提供理货残损单、铁路事故记录、空运事故记录或海事报告等证明货损情况的有关单证。

5. 申请重（数）量鉴定的还应提供重量明细单、理货清单等。

6. 货物经收、用货部门验收或其他单位检测的，应随附验收报告或检测结果以及重量明细单等。

7. 入境的国际旅行者，应填写入境检疫申明卡。

8. 入境的动植物及其产品，在提供贸易合同、发票、产地证书的同时，还必须提供输出国家或地区官方出具的检疫证书；需要办理入境检疫审批手续的，还应提供入境动植物检疫许可证。

9. 过境动植物及其产品报检时，应持货运单和输出国家或地区官方出具的检疫证书；运输动物过境时，还应提交国家检验检疫局签发的动植物过境许可证。

10. 报检入境运输工具、集装箱时，应提供检疫证明，并申报有关人员健康状况。

11. 入境旅客携带伴侣动物的，应提供入境动物检疫证书及预防接种证明。

12. 因科研等特殊需要，输入禁止入境物的，必须提供国家检验检疫局签发的特许审批证明。

13. 入境的特殊物品，应提供有关的批件或规定的文件。

▶ 相关案例

入境货物擅自运递拒绝接受检疫案

A公司是位于甲地的一家承办进出口货物国际运输代理业务的公司，其与B公司签有协议，接受B公司委托代理货物进出口及报关、报检业务。2007年8月31日，A公司代理B公司向宁波检验检疫局报检了一批从韩国进口的PVC薄膜（次等品），H.S.编码为3920430090，货物总值43 560美元。为加快通关速度，宁波检验检疫局同意对该批货物先予以检验检疫放行，同时告知A公司在货物通关并拉到指定的地点后要及时通知该局实施检疫查验，并实施必要的卫生处理。9月1日，A公司在该批货物海关放行后，未按照要求通知宁波检验检疫局工作人员实施检验检疫，而擅自将货物运至B公司投入使用。

[案件处理]

A公司的行为已构成《中华人民共和国国境卫生检疫法》第四条、《中华人民共和国国境卫生检疫法实施细则》第四条、第十条第一款所指的拒绝接受检疫的违法行为，应依据《中华人民共和国国境卫生检疫法实施细则》第一百零九条第（三）项和第一百一十条第一款的规定承担法律责任，由国境卫生检疫机关处以警告或者100元以上5 000元以下的罚款。

[案例分析]

1. 法律分析

A公司的行为构成了拒绝接受检疫的违法行为，违反了《中华人民共和国国境卫生检疫法》第四条"入境、出境的人员、交通工具、运输设备以及可能传播检疫传染病的行李、货物、邮包等物品，都应当接受检疫，经国境卫生检疫机关许可，方准入境或者出境"，《中华人民共和国国境卫生检疫法实施细则》第四条"入境、出境的人员、交通工具和集装箱，以及可能传播检疫传染病的行李、货物、邮包等，均应当按照本细则的规定接受检疫，经卫生检疫机关许可，方准入境或者出境"和第十条第一款"入境、出境的集装箱、货物、废旧物等物品在到达口岸的时候，承运人、代理人或者货主，必须向卫生检疫机关申报并接受卫生检疫。对来自疫区的、被传染病污染的以及可能传播检疫传染病或者发现与人类健康有关的啮齿动物和病媒昆虫的集装箱、货物、废旧物等物品，应当实施消毒、除鼠、除虫或者其他必要的卫生处理"的规定，应根据《中华人民共和国国境卫生检疫法实施细则》第一百零九条第（三）项"拒绝接受检疫或者抵制卫生监督，拒不接受卫生处理的"和第一百一十条第一款"具有本细则第一百零九条所列第（一）至第（五）项行为的，处以警告或者100元以上5 000元以下的罚款"的规定承担法律责任。

2. 违法的原因分析

该案中，A公司在宁波检验检疫局告知货物通关并拉到指定的地点后应及时通知该局实施检疫查验的情况下，对宁波检验检疫局的告知置之不理，擅自将货物运递使用，拒绝接受卫生检疫。

综合分析此类案件，发生的主要原因有：一是货主法律意识淡薄。尤其检疫意识不强，明知未检疫完毕存在疫病扩散的可能性，但受利益驱使仍将货物拉走。二是代理报检公司管理水平参差不齐，操作不规范。三是货物运输中间环节多，导致沟通脱节。通常一批货物完成进口手续需经海运、港口、报关报检、陆路运输、保险等多个环节，易产生多重代理、交叉代理现象，各代理间沟通不畅。

3. 改进建议

鉴于以上情况，检验检疫机构应当：

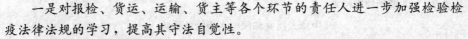

一是对报检、货运、运输、货主等各个环节的责任人进一步加强检验检疫法律法规的学习，提高其守法自觉性。

二是对港口、集装箱场站、运输车辆进一步加强监管，对已通关但未实施检验检疫的货物实施严密监控。

三是对违法企业进一步加大行政处罚力度，提高企业违法成本。

案例来源：http://www.nbciq.gov.cn/fzzj/dxal/201208/t20120822_747.html，2013年11月15日

附件 3-1：入境货物报检单

中华人民共和国出入境检验检疫

入境货物报检单

报检单位(加盖公章)：　　　　　　　　　　　　　　　　编号：

报检单位登记号：　　　　　联系人：　　　电话：　　　报检日期：　　年　月　日

收货人	(中文)					
	(外文)					
发货人	(中文)					
	(外文)					
货物名称(中/外文)	H.S.编号	原产国(地区)	数/重量	货物总值		包装种类及数量

运输工具名称号码				合同号	
贸易方式		贸易国别(地区)		提单/运单号	
到货日期		起运国家(地区)		许可证/审批号	
卸毕日期		起运口岸		入境口岸	
索赔有效期至		经停口岸		目的地	
集装箱规格、数量及号码					
合同、信用证订立的检验 检疫条款或特殊要求			货物存放地点		
			用途		

随附单据(划"√"或补填)		标记及号码	外商投资财产 (划"√")	□是□否
□合同	□到货通知		*检验检疫费	
□发票	□装箱单			
□提/运单	□质保单		总金额 （人民币）	
□兽医卫生证书	□理货清单			
□植物检疫证书	□磅码单		计费人	
□动物卫生证书	□验收报告			
□卫生证书	□			
□原产地证书	□		收费人	
□许可/审批文件	□			

报检人郑重声明：	领取证书	
1. 本人被授权报检。 2. 上列填写内容正确属实。	日期	
签名：_____	签名	

注：有 * 号栏由出入境检验检疫机关填写　　　　　国家出入境检验检疫局制

£1-2（2000.1.1）£

复习思考题

一、单项选择题

1. 输往（　　）的货物带有木质包装的，输入国不要求提供我国检验检疫机构出具的"熏蒸/消毒证书"。

    A. 美国　　　　　B. 加拿大　　　　C. 巴西　　　　　　D. 阿根廷

2. 对于报关地与目的地不同的进境货物，应向报关地检验检疫机构申请办理（　　），向目的地检验检疫机构申请办理（　　）。

    A. 进境流向报检；异地施检报检　　B. 进境一般报检；进境流向报检

    C. 异地施检报检；进境流向报检　　D. 进境一般报检；异地施检报检

3. 新疆某外贸公司从韩国进口一批聚乙烯，拟从青岛口岸入境后转关至北京，最终运至陕西使用。该公司或其代理人应向（　　）的检验检疫机构申请领取"入境货物通关单"。

    A. 青岛　　　　　B. 北京　　　　　C. 新疆　　　　　　D. 陕西

4. 厦门一公司从德国进口一批货物，运抵香港后拟经深圳口岸入境并转关至东莞，该公司应向（　　）检验检疫局办理报检手续。

    A. 厦门　　　　　B. 深圳　　　　　C. 东莞　　　　　　D. 深圳和东莞

5. 可用作原料的废物的进口单位应事先取得（　　）签发的"进口废物许可证"。

    A. 国家质检总局　　　　　　　　B. 国家环保总局

    C. 海关总署　　　　　　　　　　D. 商务部

6. 输入动物、动物产品，植物种子、种苗及其他繁殖材料，应在（　　）前办理检疫审批手续。

    A. 合同签订　　　B. 货物装运　　　C. 货物报检　　D. 货物报关

7. 从法国进口货物（未使用木质包装），报检时应提供由（　　）出具的"无木质包装声明"。

    A. 法国官方检疫部门　　　　　　B. 出口商

    C. 承运人　　　　　　　　　　　D. 收货人

8. 来自英国的货物使用非针叶树木质包装的，报检时应提供由（　　）出具的"使用非针叶树木质包装声明"。

    A. 输出国官方机构　　　　　　　B. 输出国的民间机构

    C. 发货人　　　　　　　　　　　D. 收货人

9. 民用商品入境验证是指国家对实行（　　）的民用商品，在通关入境时由出入境检验检疫机构核查其是否取得必需的证明文件。

　　A. 备案登记制度　　　　　　　　B. 强制性产品认证

　　C. 入境检疫审批　　　　　　　　D. 进口质量许可制度

10. 以下货物进境时，应按进境旧机电产品的要求办理报检手续的是（　　）。

　　A. 旧钢制石油管道　　　　　　　B. 翻新过的印刷机

　　C. 旧铁制家具　　　　　　　　　D. 废电机

11. 购买进口汽车的用户可凭当地检验检疫机构出具的（　　）到车辆管理机关办理正式牌证。

　　A. 入境货物通关单　　　　　　　B. 进口机动车辆检验证明

　　C. 入境货物检验检疫证明　　　　D. 进口机动车辆随车检验单

12. 某公司从德国进口一批巧克力，纸箱包装，（　　）不是报检时应当提供的单据。

　　A. 进口食品标签审核证书

　　B. 德国出口商出具的"无木质包装声明"

　　C. 进境动植物检疫许可证

　　D. 原产地证书

13. 办理从日本进口的瓶装辣酱的报检手续时，无须提供的单据是（　　）。

　　A. 动植物检疫许可证　　　　　　B. 关于包装的声明或证书

　　C. 食品标签审核证书　　　　　　D. 原产地证书

14. 对进口涂料进行专项检测项目抽查，同一品牌涂料的年度抽查比率不少于进口批次的（　　），每个批次抽查不少于进口规格型号种类的（　　）。

　　A. 10%；10%　　B. 15%；15%　　C. 20%；10%　　D. 10%；5%

15. 在填制"入境货物报检单"时，不能在"贸易方式"一栏中填写的是（　　）。

　　A. 来料加工　　B. 无偿援助　　C. 观赏或演艺　　D. 外商投资

16. 入境特殊物品在入境前（　　）报检。

　　A. 30 天　　　　B. 一周　　　　C. 10 天　　　　　D. 一个月

17. 进口商品需对外索赔出证的，货主或其代理人应在索赔有效期前不少于（　　）日向到货口岸或货物到达地的检验检疫机构申请检验。

　　A. 7　　　　　　B. 10　　　　　C. 15　　　　　　　D. 20

18. 报检单填写货物用途有 9 个选项，以下哪一个不是（　　）。

　　A. 种用　　　　B. 食用　　　　C. 奶用　　　　　　D. 工业用

19. 贵州一饮料生产厂从英国进口一批设备零配件（检验检疫类别为

R/），在上海入境通关后运至贵州。该公司或其代理人应向（　　）的检验检疫机构申请领取"入境货物通关单"。

　　A. 贵州　　　　　B. 英国　　　　　C. 上海　　　　　D. 北京

20. 贵州一饮料生产厂从英国进口一批设备零配件（检验检疫类别为R/），在上海入境，在上海口岸卸货时发现部分包装破损，该饮料厂应向（　　）检验检疫机构报检，申请残损鉴定 。

　　A. 上海　　　　　B. 贵州　　　　　C. 上海和贵州　　　D. 上海或贵州

21. 安徽某企业进口一套生产设备（检验检疫类别为 M/），进境口岸为厦门。在办理该批货物检验检疫业务的过程中，按取得单证的先后顺序，以下排列正确的是（　　）。

　　A. 价值鉴定证书；入境货物通关单

　　B. 入境货物检验检疫证明；入境货物调离通知单

　　C. 入境货物检验检疫证明；入境货物通关单

　　D. 入境货物调离通知单；入境货物检验检疫证明

22. 国外某公司向我国某企业提供一批原料，加工为成品后全部返销国外，在办理出口报检手续时，"出境货物报检单"的"贸易方式"一栏应填写（　　）。

　　A. 一般贸易　　　B. 外商投资　　　C. 进料加工　　　D. 来料加工

23. 某公司与美国某公司签订外贸合同，进口一台原产于意大利的印刷机械（检验检疫类别为 M/），货物自意大利运至天津口岸后再运至西安使用。报检时，"入境货物报检单"中的贸易国别、原产国、起运国家和目的地应分别填写（　　）。

　　A. 美国、意大利、美国、天津

　　B. 意大利、美国、美国、天津

　　C. 美国、意大利、意大利、西安

　　D. 意大利、意大利、天津、西安

24. 某公司从澳大利亚进口一批羊毛，在马来西亚转船后运抵我国，报检不需提供（　　）。

　　A. 进境动植物检疫许可证　　　B. 澳大利亚官方出具的检疫证书

　　C. 关于包装的证书或声明　　　D. 产地证书

二、多项选择题

1. 应实施动植物检疫的"植物"是指（　　）。

　　A. 栽培植物　　　　　　　　　B. 野生植物及其种子

　　C. 种苗　　　　　　　　　　　D. 繁殖材料

2. 出入境检验检疫的报检范围有（　　）。

A. 国家法律、法规规定必须由出入境检验检疫机构实施检验检疫的

B. 输入国家或地区规定必须凭检验检疫机构出具的证书方准入境的

C. 有关国际条约规定必须经检验检疫的

D. 申请签发一般原产地证明书、普惠制原产地证明书等原产地证明书的

3. 需报检的进口食品包括（　　）。

A. 食品包装容器　　　　　　　　B. 食品包装材料

C. 食品容器　　　　　　　　　　D. 食品用工具及设备

4. 从欧盟进口的一批葡萄酒，如用木箱包装，报检时应提供的单据包括（　　）。

A. 原产地证书　　　　　　　　　B. 官方出具的植物检疫证书

C. 进口食品标签审核证书　　　　D. 出境动植物检疫许可证

5. 某公司从欧盟进口番茄，报检时应提供的单据有（　　）。

A. 入境货物报检单　　　　　　　B. 合同、发票、提单

C. 进境动植物检疫许可证　　　　D. 输出国官方植物检疫证书

6. 从美国进口一批生牛皮，报检时应提供以下哪些单据（　　）。

A. 产地证书　　　　　　　　　　B. 有关包装情况的证书或声明

C. 官方检疫证书（正本）　　　　D. 进境动植物检疫许可证

7. 从巴西进口大豆，报检时须提供（　　）。

A. 进境动植物检疫许可证

B. 原产地证

C. 巴西政府的植物检疫证书

D. 贸易文件约定的检验方法标准或成交样品

8. 疫区分为（　　）。

A. 动物传染病疫区　　　　　　　B. 植物疫区

C. 人类传染病疫区　　　　　　　D. 综合疫区

9. "入境货物报检单"上的报检单填写应（　　）。

A. 完整、无漏项　　　　　　　　B. 字迹清楚

C. 不得涂改　　　　　　　　　　D. 中英文内容一致

E. 加盖申请单位公章

10. 下列说法正确的有（　　）。

A. 入境的国际旅行者，应填写入境检疫申明卡

B. 发现染疫人时，应当立即将其隔离，防止任何人遭受感染

C. 出境的交通工具和人员，必须在最后离开的国境口岸接受检疫

114

D. 黄热病预防接种的有效期为自接种后第十日起，10 年内有效

11. 城市生活垃圾，是（　　）固体废物。

A. 日常生活中产生的

B. 城市日常生活提供服务的活动中产生的

C. 法律、行政法规规定的视为生活垃圾的

D. 无用的

12. 北京某贸易公司从美国进口一批安利牌钙片（保健品、预包装），则这批货物入境报检时须出示（　　）。

A. 保健食品进口批件　　　　　B. "进出口食品标签审核证书"

C. "进口安全质量许可证"　　　D. "品质检验证书"

13. 山东某水产加工公司向日本出口一批干制的海米，该批货物出境报检须向检验检疫机构递交的单据包括（　　）。

A. 出境货物报检单　　　　　　B. 合同、信用证、发票等

C. 产地检疫证书　　　　　　　D. 该公司的卫生注册登记证书

14. 过境的转基因产品，货主或其代理人应当事先向国家质检总局提出过境许可申请，并提交下列资料（　　）。

A. "转基因产品过境转移许可证申请表"

B. 输出国家或者地区有关部门出具的国（境）外已进行相应的研究证明文件或者已允许作为相应用途并投放市场的证明文件

C. 转基因产品的用途说明和拟采取的安全防范措施

D. 其他相关资料

三、判断题

1. 出口危险货物的生产企业，必须向检验检疫机构申请包装容器的性能鉴定。（　　）

2. 出入境法定检验检疫货物，也就是通常所说的法检货物就是指列入《出入境检验检疫机构实施检验检疫的进出境商品目录》内的货物。（　　）

3. 检验检疫机构只受理列入《出入境检验检疫机构实施检验检疫的进出境商品目录》内的进出口商品的报检业务。（　　）

4. 在填制入境货物报检单时，进口货物的品名应与进口合同相一致，但废旧货物应在品名中特别注明。（　　）

5. 法定检验检疫的入境货物转异地检验的，口岸检验检疫机构不作检疫处理。（　　）

6. 输入植物种子、种苗及其他繁殖材料的，应当在进境前 14 天报检。（　　）

7. 入境货物需要分销的，进口商应在报检时提出申请，检验检疫机构按分销批数分证，证书副本送分销地检验检疫机构。（　　）

8. 入境货物在运抵目的地后发现有残损、短少的，收货人可向入境口岸检验检疫机构申请鉴定。（　　）

9. 为吉林某企业报检一批从智利进口的废塑料（检验检疫类别为 M/N），在领取"入境货物通关单"后，告知货主即可将货物运至目的地进行品质检验。（　　）

10. 进口需要检疫审批的货物，必须在检疫许可证规定的口岸入境。（　　）

11. 在填制入境货物报检单时，如果合同、发票中所列的币种不是美元，申请人可以将货值换算成美元，也可以直接填制合同、发票中所列的货值和币种。（　　）

12. 入境货物报检单的编号由报检员填写。（　　）

13. 在填写报检单时，报检单位一栏应填写报检单位的全称。（　　）

14. 在填写报检单时，报检单位登记号应填写报检单位在检验检疫机构备案或注册登记的代码。（　　）

15. 在填写报检单时，联系人一栏应填写报检人员姓名。（　　）

16. 在填写报检单时，报检日期一栏应填写检验检疫机构实际受理报检的日期，由检验检疫机构报检受理人员填写。（　　）

四、简述题

1. 简述入境货物报检的范围。
2. 简述入境货物报检的一般规定。
3. 简述入境动植物及其产品的检疫审批流程。
4. 简述入境机电产品报检时需要提交的单证。
5. 简述入境货物报检的时间、地点和报检要求。

第四章　出境货物的报检

关键术语

　　出境货物　出境动物及动物产品　出境植物及植物产品　出境机电产品
出境纺织品服装　出境运输货物　运输包装容器

学 习 目 标

- 了解我国出境货物报检的一般规定
- 熟悉出境货物报检的基本流程
- 掌握出境货物报检的时限和地点
- 掌握出境货物报检单的填制方法

第一节　出境货物报检概述及一般规定

一、出境货物的报检范围

　　出境货物的报检范围在第三章第一节入境货物报检范围中已进行叙述，
需要补充的是出境货物如果需要申请签发一般原产地证书、普惠制原产地证
明等原产地证明的，也需要向出入境检验检疫机构进行报检，报检后由出入
境检验检疫机构按规定的程序和办法签发相关的原产地证明。

二、出境货物检验检疫工作程序

　　法定检验检疫的出境货物，在报关时必须提供出入境检验检疫机构签发

117

的"出境货物通关单"，海关凭报关地出入境检验检疫机构出具的"出境货物通关单"验放。对产地和报关地一致的出境货物，经检验检疫合格的，出具"出境货物通关单"。对产地和报关地不一致的出境货物，出具"出境货物换证凭单"或"出境货物换证凭条"，向报关地检验检疫机构申请换发"出境货物通关单"。出境货物经检验检疫不合格的，出具"出境货物不合格通知单"。

三、出境货物报检的时限和地点

1. 出境货物最迟应在出口报关或装运前 7 天报检，对于个别检验检疫周期较长的货物，应留有相应的检验检疫时间。

2. 需隔离检疫的出境动物应当在出境前 60 天预报，隔离前 7 天报检。

3. 法定检验检疫货物，除活动物需由口岸检验检疫机构检验检疫外，原则上应实行产地检验检疫。

四、"出境货物报检单"的填制

"出境货物报检单"由各口岸出入境检验检疫局统一印制，除编号由检验检疫机构指定外，其余各栏由报检单位填制，所填各项内容必须完整、准确、清晰，不得涂改，并盖章确认。

（一）编号（No.）

由检验检疫机构受理人指定，前 6 位为检验检疫机构代码，第 7 位为报检类代码，第 8 位、第 9 位为年份代码，第 10 位至第 15 位为流水号。

（二）报检单位（declaration inspection unit）

指经国家质量监督检验检疫总局审核，获得许可、登记，并取得国家质检总局颁发的"自理报检单位备案登记证书"或"代理报检单位备案登记证书"的企业。

本栏填报报检单位的中文名称，并加盖与名称一致的公章。

（三）报检单位登记号（register No.）

指报检单位在国家质检总局登记的登记证号码。

本栏填写 10 位数登记证号码，填报检人员姓名和报检人员的联系电话。

（四）报检日期（date of declaration inspection）

指检验检疫机构接受报检当天的日期。

本栏填制的报检日期统一用阿拉伯数字来表示。

（五）发货人（consignor）

指外贸合同中的供货商或商业发票上的出票人。

本栏分别用中、英文分两行填报发货人名称。

（六）收货人（consignee）

指外贸合同中的购货商或商业发票上的受票人。

本栏分别用中、英文分两行填报收货人名称。

（七）货物名称（中/英文）（description of goods）

指出境货物的名称，包括规格、型号、成分等。

本栏应按合同、信用证、商业发票中所列商品名称的中、英文填写。注意：废旧物资在此栏内须特别注明。

（八）H. S. 编码（H. S. code）

指海关《协调商品名称及编码制度》中所列编码，以当年海关公布的商品税则编码为准。

本栏目填报 10 位数字商品编码。

（九）产地（producing area）

在出境货物报检单中指货物生产地、加工制造地的省、市、县名。在进境货物报检单中是指该进口货物的原产国或地区。本栏填报出境货物生产地的省、市、县的中文名称。

（十）数/重量（quantity/weight）

指申请检验检疫的数量、重量。

本栏按实际申请检验检疫的数/重量填写，重量还须列明毛/净/皮重。

（十一）货物总值（amount）

指出境货物的商业价值及币种。

本栏目应与合同、发票或报关单上所列货物总值一致。不需要填报价格术语，如 CIF 等。

（十二）包装种类及数量（number and type of packing）

指货物实际运输外包装的种类及数量。

本栏应按照实际运输外包装的种类及相应的数量填报，如 136 纸箱等。若有托盘集中包装，除了填报托盘种类及数量以外，还应填报托盘上小包装数量及包装种类。

（十三）运输工具名称号码（means of conveyance）

指运载出境货物运输工具的名称和运输工具编号。

本栏填制实际出境运输工具的名称及编号，如船名、航次等。若申请报检时尚未确定运输工具的名称及编号，可以填制笼统的运输方式总称。如填报"船舶"或"飞机"等。

（十四）合同号（contract No.）

合同号指对外贸易合同、订单、形式发票等的号码。

本栏填报的合同号应与随附合同、订单等号码一致。

（十五）贸易方式（terms of trade）

贸易方式指该批货物的贸易性质，即买卖双方将商品所有权通过什么方式转让。

本栏应填报与实际情况一致的海关规范贸易方式。常见的贸易方式有：一般贸易、来料加工、进料加工、易货贸易、补偿贸易、边境贸易、其他贸易性物品、其他贸易性货物等。

（十六）货物存放地点（place of goods）

货物存放地点是指本批出口货物所存放的地点。

本栏按实际填报具体存放货物的地点、仓库。

（十七）发货日期（shipment date）

指货物实际装运出境的日期。

按实际开船日或起飞日等填报发货日期，以年、月、日的顺序填报，预检报检时本栏目可不填。

（十八）输往国家（地区）（destination country/area）

指外贸合同中买方（进口方）所在国家和地区，或合同注明的最终输往国家和地区，出口到中国境内保税区、出口加工区的，填写保税区、出口加工区。

（十九）许可证号/审批号（1icence No. /approve No. ）

凡申领进出口许可证或其他审批文件的货物，本栏应填报有关许可证号或审批单号。无许可证或没有审批文件的出境货物本栏免报。

（二十）生产单位注册号（manufacture's register No. ）

指出入境检验检疫机构签发给本批货物生产、加工单位的卫生注册证书编号或加工仓库的注册登记编号。

本栏填报实际生产或加工单位的注册编号。

（二十一）起运地（place of departure）

本栏填报出境货物最后离境的口岸/城市地区名称，如"上海口岸"等。

（二十二）到达口岸（port of destination）

指出境货物运往境外的最终目的港。

本栏按实际到达口岸的中文名称填报，最终到达口岸不可预知时，可按尽可能预知的到达口岸填报。

（二十三）集装箱规格/数量及号码（type of container, quantity of container container number）

集装箱规格指国际标准的集装箱规格尺寸，常见的有 A 型、B 型、C 型和 D 型 4 种箱型。集装箱的数量指实际集装箱个数，不需要换算成标准箱。集装箱号码指集装箱的识别号码，其组成规则是：

箱主代号（前 3 位字母）＋设备识别号（U 为海运集装箱）＋顺序号（6 位数字）＋检测号（最后 1 位）。

本栏填报实际集装箱"数量"×"规格"/"箱号"。如"1×20′/TGHU8491952"。

（二十四）合同、信用证订立的检验检疫条款或特殊要求

填写在外贸合同、信用证中特别订立的有关质量、卫生等条款或报检单位对本批货物检验检疫的特殊要求。

（二十五）标记和号码（marks and number of packages）

货物的标记号码（即唛头），主要用于识别货物。

填写本批货物的标记号码，应与合同、发票等有关外贸单据保持一致。若没有唛头应填报"N/M"。

（二十六）用途（purpose）

填写本批货物的用途。根据实际情况，选填种用或繁殖、食用、奶用、观赏或演艺、伴侣动物、试验、药用、饲用、介质土、食品包装材料、食品加工设备、食品添加剂、食品容器、食品洗涤剂、食品消毒剂、其他。

（二十七）随附单据（画"√"或补填）（attached Files in √）

按照实际随附的单据种类画"√"或补充填报随附单据。

（二十八）签名（signature of authorized signatory）

由本批货物的报检员亲笔签名。

（二十九）检验检疫费用

由检验检疫机构计费人员核定费用后填写，如熏蒸费、消毒费等。

（三十）领取证单

由报检人员在领取证单时填写领证日期并签名。

附件 4-1：出境货物报检单

中华人民共和国出入境检验检疫

出境货物报检单

报检单位（加盖公章）：　　　　　　　　　　　　　*编　　号

报检单位登记号：　　　　联系人：　电话：　　报检日期：　年　月　日

发货人	（中文）					
	（外文）					
收货人	（中文）					
	（外文）					
货物名称(中/外文)	H.S.编码	产地	数量/重量	货物总值	包装种类及数量	

运输工具名称号码		贸易方式		货物存放地点	
合同号		信用证号		用途	
发货日期		输往国家(地区)		许可证/审批号	
起运地		到达口岸		生产单位注册号	
集装箱规格、数量及号码					

合同、信用证订立的检验检疫条款或特殊要求	标 记 及 号 码	随附单据（划"√"或补填）	
		□合同	□包装性能结果单
		□信用证	□许可/审批文件
		□发票	□
		□换证凭单	□

需要证单名称（划"√"或补填）		*检验检疫费	
□品质证书　　__正__副	□植物检疫证书　　__正__副	总金额（人民币元）	
□重量证书　　__正__副	□熏蒸/消毒证书　　__正__副	计费人	
□数量证书　　__正__副	□出境货物换证凭单　　__正__副		
□兽医卫生证书　　__正__副	□	收费人	

报检人郑重声明： 1. 本人被授权报检。 2. 上列填写内容正确属实，货物无伪造或冒用他人的厂名、标志、认证标志，并承担货物质量责任。	领 取 证 单	
	日期	
	签名	

注：有"*"号栏由出入境检验检疫机关填写　　　　◆国家出入境检验检疫局制

[1-2 (2000.1.1)]

第二节 出境货物检验检疫流程及报检流程

一、出境货物检验检疫流程

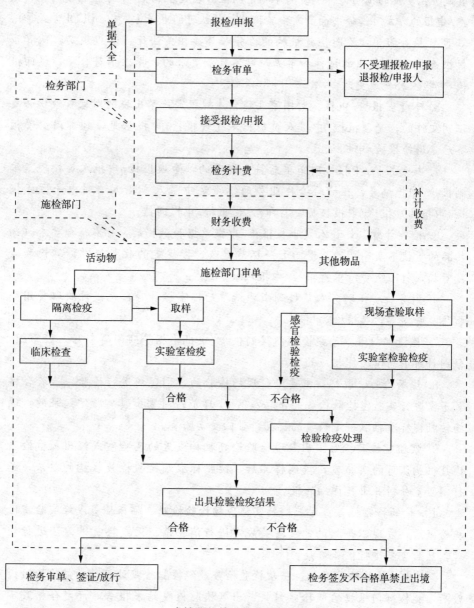

出境货物检验检疫流程图

出境货物检验检疫流程图说明

该流程适用于出境一般货物、切花类、盆景、植物性包装铺垫材料、药材、运输工具、集装箱等的检验检疫工作。

1. 报检/申报：在规定的时限内，报检/申报人填写出境报检/申报单，出具或提供规定的证明文件和贸易单据，向检验检疫机构报检/申报出境对象，报检/申报的方式可选择书面的或检验检疫机构认可的电子方式（如 EDI 方式等）。

2. 检务审单：检验检疫机构的检务人员按相关法律、法规规定，认真审核报检/申报人提供的证件和单据，对不符合要求的，指出不符合项，退回报检/申报人补充或更改。

3. 不受理报检/申报：对国家法律、法规规定严禁出境的对象或缺少必要证明文件的，受理报检/申报人员提出不受理报检/申报意见，经部门主管核签后，退给报检/申报人。

4. 接受报检/申报：对审单后符合规定的，受理报检/申报人员按规定编制报检/申报编号，在检验检疫业务网络系统中录入或输入（对电子方式报检/申报的）报检/申报数据，打印/发送报检/申报回执。

5. 检务计费：计费人员审核报检/申报单据和数据后，对不符合要求（如物品的货值不实等）的，退回上一环节更改，按规定的收费标准计算检验检疫费额，打印缴费清单交报检/申报人缴费。

6. 财务收费：财务人员接到缴费清单后，审核计费，无误计收取费用并打印收费发票，交报检/申报人。

7. 施检部门审单：施检部门接到报检/申报单据等随附资料后，经审核，分别针对不同情况作相应处理。

8. 现场检验、取样：需要进行现场检验的，到现场进行检验，检验合格又不需进行实验室检验检疫的，转入第 11 环节；对需出具实验室结果的，现场按抽样标准抽取一定数量的样品，带回交实验室。

9. 实验室检验检疫：出入境检验检疫机构设置的实验室或经出入境检验检疫机构认可的实验室，接到样品后，按照标准或检验检疫机构的要求，进行实验室分析并出具详细的报告。

10. 检验检疫处理：对应检物实施现场检验检疫、临床检查或经实验室检验检疫后，发现不合格的，按有关规定进行消、杀、灭或换货等方法进行处理，然后重新进行检验检疫。

11. 出具检验检疫结论：一次检验检疫或经检验检疫处理后的最终检验检疫后，施检部门根据检验检疫结果，出具检验检疫结果报告，评定合格或不合格，并拟制证稿，经部门主管核签后，转检务部门。

12. 检务审单、签证/放行：检务部门复核检验检疫报告/证稿及相关单据，对合格的，签发检验检疫证单、通关单，发放给报检/申报人。

13. 对经检验检疫不合格的，施检部门直接签发不合格通知单，通知报检/申报人禁止其报检/申报的对象出境。

二、出境货物报检单证

出境报检时，应填写"出境货物报检单"，并提供外贸合同（售货确认书或函电）、信用证、发票、装箱单、厂检单等必要的单证。

下列情况还应按要求提供有关文件：

1. 凡实施出口质量许可、卫生注册登记或需审批审核的货物，应提供有关的"质量许可证"或"卫生注册登记证"。

2. 凭样品成交的货物，应提供经买卖双方确认的样品。

3. 实施品质检验的，须由生产经营部门出具厂检结果单原件；如有运输包装，还应提供检验检疫机构签发的"出境货物运输包装性能检验结果单"（正本）。

4. 报检出境危险货物的，必须提供危险货物包装容器性能鉴定结果单和使用鉴定结果单。

5. 出境特殊物品的，应提供国家出口批文和有关证明、检验证书等，以及直属检验检疫局卫生检疫处签发的"入/出境特殊物品卫生检疫审批单"。

6. 出境废旧物品的，应提供直属检验检疫局各分支机构签发的"入/出境废旧物品检验检疫预申报证"。

7. 用于展览、工程、科研等临时出境货物报检时，须提供政府批文或其他有效证明文件。

三、出境报检时限

1. 出境货物最迟应于报关或装运前 7 天报检，对于个别检验检疫周期较长的货物，应留有相应的检验检疫时间。

2. 出境的运输工具和人员应在出境前向口岸检验检疫机构报检或申报。

3. 需隔离检疫的出境动物在出境前 60 天预报，隔离前 7 天报检。

第三节　出境动物及其产品的报检

一、出境动物的报检

（一）报检范围

根据《中华人民共和国进出境动植物检疫法》的规定，"动物"是指饲养、野生的活动物，如畜、禽、兽、蛇、龟、鱼、虾、蟹、贝、蚕、蜂等。

（二）报检时间、地点

1. 需隔离检疫的出境动物，应在出境前 60 天预报，隔离前 7 天报检。

2. 出境观赏动物，应在动物出境前 30 天持贸易合同或展出合约、产地检疫证书、国家濒危物种进出口管理办公室出具的许可证、信用证到出境口岸检验检疫机构报检。

3. 实行检疫监督的输出动物，生产企业须出示输出动物检疫许可证。

4. 输出国家规定保护动物的，应有国家濒危物种进出口管理办公室出具的许可证。

5. 输出非供屠宰用的畜禽，应有农牧部门出具的品种审批单。

6. 输出实验动物，应有中国生物工程开发中心出具的审批单。

7. 输出观赏鱼类，须有养殖场供货证明、养殖场或中转包装场注册登记证和委托书。

二、出境动物产品及其他检疫物的报检

（一）报检范围

根据《中华人民共和国进出境动植物检疫法》的规定，"动物产品"是指来源于动物未经加工或者虽经加工但仍有可能传播疫病的动物产品，如生皮张、毛类、脏器、油脂、动物水产品、奶制品、蛋类、血液、精液、胚胎、骨、蹄、角等。"其他检疫物"是指动物疫苗、血清、诊断液、动植物废弃物等。

（二）报检程序

国家对生产出境动物产品的企业（包括加工厂、屠宰厂、冷库、仓库）实施卫生注册登记制度。货主或其代理人向检验检疫机构报检的出境动物产品，必须产自经注册登记的生产企业，并存放于注册登记的冷库或仓库。

（三）报检时间

报检人在办理海关手续前应向检验检疫机构报检。出境动物产品，应在出境前 7 天报检；需作熏蒸消毒处理的，应在出境前 15 天报检。

（四）报检应提供随附证单

1. 按规定填写的"出境货物报检单"，相应外贸单据主要包括合同或销售确认书或信用证、发票、装箱单等。

2. 出境动物产品生产企业（包括加工厂、屠宰厂、冷库、仓库）的卫生注册登记号码。

3. 特殊证单：如果出境动物产品来源于国内某种属于国家级保护或濒危物种的动物、濒危野生动植物种国际贸易公约中的中国物种的动物，报检时必须递交国家濒危物种进出口管理办公室出具的允许出口证明书。

第四节　出境植物及其产品的报检

一、报检范围与地点

出境植物是指栽培植物、野生植物及其种子、种苗及其他繁殖材料等。出境植物产品是指来源于植物未经加工或者虽然经过加工仍有可能传播病虫害的产品，如粮食、豆类、棉花、油类、麻类、烟草、籽仁、干果、鲜果、蔬菜、生药材、木材、饲料等。"其他检疫物"包括植物废弃物：垫舱木、芦苇、草帘、竹篓、麻袋、纸等废旧植物性包装物、有机肥料等。

下列性质和范围的出境植物及其产品需要办理出境报检手续：

1. 贸易性出境植物、植物产品及其他检疫物；

2. 作为展出、援助、交换、赠送等的非贸易性出境植物、植物产品及其他检疫物；

3. 进口国家（或地区）有植物检疫要求的出境植物产品；

4. 以上出境植物、植物产品及其他检疫物的装载容器、包装物及铺垫材料。

二、报检的特殊要求

1. 国家质检总局对出境种苗实施花卉基地注册登记制度，推行"公司＋基地＋标准化"管理模式。从事出境种苗花卉生产经营企业，应向所在地检验检疫机构申请注册登记。

自 2007 年 12 月 1 日起，未获得注册登记的企业，不得从事出境种苗花卉生产经营业务。出境种苗花卉实施产地检验检疫、口岸查验放行制度，来自未实施注册登记生产经营企业的种苗花卉，检验检疫机构不得受理报检，不准出口。

2. 对来自非注册果园、包装厂的水果，不予受理报检。

3. 出境水果来源不清楚的，检验检疫机构不予受理报检。

案例链接

伪造熏蒸消毒证书出口木制家具案

A 公司是一家国际物流公司，2008 年 12 月，A 公司需要出口一批到澳大利亚的木家具，数量为 563 件，货值为 44 926.6 美元。由于出口至澳大利亚的木制品必须提供我国检验检疫机构出具"熏蒸/消毒证书"，但 A 公司在委托生产企业向宁波检验检疫局报检时并未向宁波检验检疫局申请出具"熏蒸/消毒证书"，而是擅自伪造了一份"熏蒸/消毒证书"。

宁波检验检疫局经过调查后发现，该案发生原因为 A 公司操作人员张某为求出货方便，伪造了该份"熏蒸/消毒证书"。

[案件处理]

A 公司的行为已经构成了《中华人民共和国进出境动植物检疫法实施条例》第六十二条第二项规定的"伪造、变造动植物检疫单证、印章、标志、封识"行为。应根据第六十二条的规定依法追究刑事责任，尚不构成犯罪或者犯罪情节显著轻微依法不需要判处刑罚的，由口岸动植物检疫机关处 2 万元以上 5 万元以下的罚款。

[案例分析]

在国际贸易中，各国为保护本国的资源，尤其是防止有的进口商品携带疫情进入本国境内，对部分进口商品实行强制的检疫制度，对木制品、木质包装等进行熏蒸/消毒就是为了防止有害病虫危害进口国森林资源，保护生态环境及旅游资源等所采取的一种强制措施。

本案中，A 公司是一家专门从事进出口货物贸易的物流公司，对于动植物产品进出境的相关法律法规应当是清楚了解的，目前我国出口澳大利亚的木制品等均需要进行熏蒸/消毒处理，并由检验检疫机关出具官方的"熏蒸/消毒证书"。而 A 公司在明知该批货物出口需要经过正式熏蒸/消毒处理，并由检验检疫机关签发"熏蒸/消毒证书"的情况下，主观上为求出货方便，置我国相关法律法规于不顾，有伪造动植物检疫证书的故意，客观上实施了伪造检验检疫机关动植物检疫证书的行为。结合 A 公司主观和客观方面，A 公司的行为应认定为《中华人民共和国进出境动植物检疫法实施条例》第六十二条第二项规定的"伪造、变造动植物检疫单证、印章、标志、封识"行为，应当予以依法查处。

A 公司为求出货方便，置国家对进出境动植物产品的相关法律法规于不顾，法律意识淡薄，将不经过熏蒸/消毒，可能携带疫情的产品通过伪造"熏蒸/消毒证书"的方式出口，严重危害了我国进出境动植物产品的管理秩序。检验检疫部门也要通过各种手段打击各类制造、买卖有关动植物检疫证单、印章、标志、封识的行为，以有效维护我国进出境动植物产品管理秩序。

案例来源：http://www.nbciq.gov.cn/fzzj/dxal/201208/t20120822_748.html

第五节　出口机电产品的报检

机电产品是指使用机械、电器、电子设备所生产的各类农具、机械、电器、电子性能的生产设备和生活用机具。国家对出口机电产品实行强制性检验。

一、出口电池的报检

国家对出口电池产品实行备案和汞含量专项检测制度，未经备案或汞含量检测不合格的电池产品不准出口。电池产品的范围是：编码 8506.8507 品目下的所有子目商品（含专用电器具配置的电池）。

出口电池产品必须经过审核，取得"进出口电池产品备案书"后方可报检。"进出口电池产品备案书"向所在地检验检疫机构申请。

二、出口小家电产品的报检

（一）报检范围

小家电产品是指需要外接电源的家庭日常生活使用或类似用途、具有独立功能并与人身有直接或间接的接触，将电能转化为动能或热能，涉及人身的安全、卫生、健康的小型电器产品。

（二）报检程序

1. 出口小家电产品生产企业登记制度。

企业登记时应提交"出口小家电生产企业登记表"，并提供相应的出口产品质量技术文件，如产品企业标准、国内外认证证书、出口质量许可证书、型式试验报告及其他有关产品获证文件。检验检疫机构对出口小家电产品的企业质量保证体系进行书面审核和现场验证，重点审查其是否具备必需的安全项目（如抗电强度、接地电池、绝缘电阻、泄漏电流及特定产品特殊项目）的检测仪和相应资格的检测人员。

2. 小家电产品取得型式试验报告。

首次登记的企业，由当地的检验检疫机构派员从生产批中随机抽取并封存样品，由企业送至国家质检总局指定的实验室进行型式试验。凡型式试验不合格的产品，一律不准出口。

▶ 相关案例

冒用 3C 标记案

2004 年 6 月，苏州检验检疫局工作人员在下厂检验时，发现苏州某电机有限公司受北京某电器制造有限公司的委托，为其生产吸尘器，并在该型号的吸尘器铭牌上加印3C标记，而生产厂家苏州某电机有限公司无法提供3C认证证书，该公司称委托其生产的北京某电器制造有限公司已获得该型号产品的3C认证证书，是北京某电器制造有限公司要求其在生产的吸尘器上加印3C标记的。此事引起了苏州检验检疫局工作人员的重视，经认真查证，北京某电器制造有限公司和苏州某电机有限公司均未能获得该型号产品的3C认证证书。同时，在苏州另一家电器有限公司，也发现了北京某电器制造有限公司委托该公司生产吸尘器并加贴3C标记的情况。此行为已涉嫌冒用3C标记，苏州检验检疫局对此案进行了立案查处。

［案件处理］

苏州检验检疫局依法对苏州某电机有限公司和苏州某电器有限公司各处5 000元的行政罚款。对北京某电器制造有限公司的违法行为，根据《中华人民共和国行政处罚法》、检验检疫行政处罚办法有关案件管辖的原则，经江苏检验检疫局移交北京检验检疫局查处。

［案例分析］

该案例是一起典型的冒用3C标志的违法行为，北京某电器制造有限公司和苏州两家公司均存在违法行为。根据《中华人民共和国行政处罚法》有关案件管辖的原则，苏州两家公司由苏州检验检疫局负责查处。而苏州两家公司的行为是否违反了《中华人民共和国认证认可条例》第六十七条之规定，是本案例的一个焦点。第六十七条规定：列入目录的产品未经认证，擅自出厂、销售，或者在其他经营活动中使用的，责令改正，处5万元以上20万元以下的罚款，有违法所得的，没收违法所得。实施擅自出厂行为的违法主体是生产者，苏州两家公司是生产者，但是受委托的生产者，其中贸易中的角色是帮助加工，从中谋取加工费。而从法律角度理解的擅自出厂，应是指产品的所有权发生转移，如销售、赠与等行为。苏州两家公司完成生产工序后，其产品是交由北京公司去处理的，如销售、赠与等，因此，苏州两家公司的违法行为应理解为冒用3C标志的违法行为。

［法律依据］

1.《中华人民共和国进出口商品检验法》第二十六条规定：伪造、变造、买卖或者盗窃商检单证、印章、标志、封识、质量认证标志的，依法追究刑事责任；尚不够刑事处罚的由商检机构责令改正，没收违法所得，并处货值金额等值以下的罚款。

2.《中华人民共和国认证认可条例》第七十一条规定：伪造、冒用、买卖认证标志或者认证证书的，依据《中华人民共和国产品质量法》等法律的规定查处。

第六节　出境危险化学品的报检

《危险化学品安全管理条例》（国务院令第 591 号）（以下称《条例》）已于 2011 年 12 月 1 日起施行，《条例》明确规定，出入境检验检疫机构对进出口危险化学品及其包装实施检验。为了切实加强进出口危险化学品及其包装的检验监管，总局将《危险化学品目录》中的部分产品列入法检目录（质检总局、海关总署联合公告 2011 年第 203 号），并将于 2012 年 2 月 1 日起按照有关规定实施检验监管。其中对于出境危险化学品的报检规定如下：

1. 出口危险化学品按照相关规定实施检验。政府间协议有特殊要求的，还应当按输入国家或者地区的特殊要求实施检验。

2. 受理报检的出口危险化学品应是我国《危险化学品目录》中的品种，报检审核的单据除《出入境检验检疫报检规定》要求的单据外，还包括下列材料：

（1）出口危险化学品生产企业符合性声明；

（2）"出境危险货物包装容器性能检验结果单"（散装货物除外）；

（3）危险特性分类鉴别报告；

（4）安全数据单、危险公示标签样本（如是外文样本，应当提供对应的中文翻译件）；

（5）对需要添加抑制剂或稳定剂的产品，应提供实际添加抑制剂或稳定剂的名称、数量等情况说明。

3. 对出口危险化学品按照以下规定实施检验：

（1）检验货物的主要成分/组分信息、物理及化学特性、危险类别、包装类别等是否符合相关规定，与报检时提供的危险特性分类鉴别报告、安全数据单、危险公示标签是否相一致；

（2）检验货物中是否随附安全数据单、包装上是否有危险公示标签；安全数据单、危险公示标签的内容是否符合相关规定。

4. 对出口危险化学品包装，按照海运、空运、汽车、铁路运输出口危险货物包装检验管理规定、标准实施性能检验、使用鉴定，分别出具"出境危险货物包装性能检验结果单"、"出境危险货物包装使用鉴定结果单"。

有关问题的说明：

1. 按照《条例》规定，出入境检验检疫机构实施检验监管的危险化学品是指列入国家《危险化学品名录》的产品，出入境检验检疫机构应依法实施检验监管。

2. 相关规定包括我国法律法规、国家标准、行业标准要求，或输入国家或地区法律法规及标准要求；《关于危险货物运输的建议书·规章范本》（TDG）、《全球化学品统一分类和标签制度》（GHS）的规定；以及政府间签订协议的相关特殊要求。

3. 用作食品添加剂的进出口危险化学品，应同时实施食品卫生监督检验和商品检验，其食品安全的检验监管按照进出口食品添加剂检验监管有关规定执行。

4. 对需凭检验检疫证书计价、结汇或通关的进出口危险化学品，除须按照本通知实施检验外，还应依据贸易合同或信用证注明的检验要求实施检验。

第七节　出境危险货物及运输包装容器的报检

危险货物是指具有燃烧、爆炸、腐蚀、毒害、放射射线、污染等性质，在运输、装修和存储过程中，容易造成人身伤亡和财产毁损而需要特别防护的货物。危险货物一旦发生事故，将给人身、财产及水域、陆域、大气环境造成严重的损害。

危险货物涉及安全、卫生、健康、环保，它的应用给现代化社会带来了不可或缺的好处，但同时有些危险货物也对人类健康和环境安全造成了严重损害，导致各种事故和疾病的发生，因而引起了人类越来越多的关注。国际社会相继制定规定，对危险货物实施严格管理。目前，国家对出口危险货物，包括烟花爆竹、打火机和点火枪类商品等已正式实施法定检验。

受理出境危险货物报检时，报检要求与出境一般货物的报检要求基本相同。检验出境危险货物包装时，报检人须提供"出境货物运输包装性能检验结果单"和"出境危险货物运输包装使用鉴定结果单"。

一、出口烟花爆竹

烟花爆竹是我国传统的出口商品，同时烟花爆竹又属易燃易爆的危险品，在生产、存储、装卸、运输各环节极易发生安全事故。为保证其安全运输出口，我国对出口烟花爆竹的生产企业实施登记管理制度，出口烟花爆竹的检验和监管采取产地检验和口岸查验相结合的办法。

（一）报检范围

H. S. 编码为 360410000 的出境烟花爆竹。

（二）报检应提供的单据

除按规定填写"出境货物报检单"，并提供外贸合同或销售确认书或信用

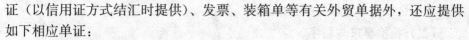

证（以信用证方式结汇时提供）、发票、装箱单等有关外贸单据外，还应提供如下相应单证：

1. 出境货物运输包装性能检验结果单；
2. 出境危险货物运输包装使用鉴定结果单；
3. 出口烟花爆竹生产企业声明，对出口烟花爆竹的质量和安全作出承诺；
4. 出口规格为 6 英寸及以上的礼花弹，提供检验检疫机构出具的分类定级试验报告和 12 米跌落试验合格报告。

二、出境打火机、点火枪类商品

（一）报检范围

出口打火机、点火枪类商品包括 H. S. 编码为 96131000 的一次性袖珍气体打火机、96132000 的可充气袖珍气体打火机、96133000 的台式打火机、96138000 其他类型打火机（包括点火枪）等。

（二）报检应提供的单据

除按规定填写"出境货物报检单"，并提供外贸合同或销售确认书或信用证（以信用证方式结汇时提供）、发票、装箱单等有关外贸单据外，还应提供如下相应单证：

1. 出口打火机、点火枪类商品生产企业自我声明；
2. 出口打火机、点火枪类商品生产企业登记证；
3. 出口打火机、点火枪类商品的型式试验报告；
4. 出境货物运输包装性能检验结果单；
5. 出境危险货物运输包装使用鉴定结果单。

第八节　其他出境货物的报检

一、出境货物木质包装的报检

（一）报检范围

根据《中华人民共和国进出境动植物检疫法》及《中华人民共和国进出境动植物检疫法实施条例》，对出境植物、植物产品及其他检疫物的装载容器、包装物及铺垫材料依照规定实施检疫。

自 1998 年年底起，输往美国、加拿大、巴西、澳大利亚和欧盟各国的货物带有木质包装的，需进行检疫处理。木质包装指用于承载、包装、铺垫、支撑、加固货物的木质材料，如木箱、木板条箱、木托盘、木框、木桶、木轴、木楔、垫木、衬木等。经人工合成的材料或经深度加工的包装用木质材料，如胶合板、纤维板等不在此列。

（二）报检要求与程序

1. 输往美国、加拿大的货物木质包装。

美国、加拿大从 1998 年 12 月 17 日起先后对从中国输往美国的货物木质包装实施新的检疫规定，要求对所有木质包装进行热处理、熏蒸或防腐处理，并由检验检疫机构出具"熏蒸/消毒证书"。无木质包装的货物由出口商出具无木质包装的声明。

对目的地为美国、加拿大的出口货物的木质包装（含途经香港转口美国的），出口企业在木质包装盛装货物前，持有关单证向当地检验检疫机构报检，取得检验检疫机构签发的"熏蒸/消毒证书"。企业凭检验检疫机构签发的"出境货物通关单"向海关办理出口手续。美、加两国检疫部门凭我国检验检疫机构签发的"熏蒸/消毒证书"验放货物。

2. 对输往巴西的货物木质包装。

巴西自 2000 年 1 月 3 日起对来自中国（包括香港特别行政区）等多个国家（地区）的木质包装实施新的检疫措施，要求木质包装进行热处理、熏蒸处理或其他巴方检疫机构认可的防虫处理，并提供国家（地区）官方检疫部门出具的检疫证书。

对输往巴西的带有木质包装的货物，应尽量避免使用木质包装。如确需使用木质包装的货物，在货物出口前，出口企业须向当地检验检疫机构报检，取得检验检疫机构签发的"熏蒸/消毒证书"，企业凭检验检疫机构签发的"出境货物通关单"向海关办理出口手续。巴西检疫部门凭我国检验检疫机构签发的"熏蒸/消毒证书"验放货物，如不能提供检疫证书的，该批货物将在巴西检疫部门的监督下，拆除木质包装作焚烧、熏蒸等除害处理，费用由进口商承担。

3. 对输往欧盟的货物木质包装。

欧盟自 2001 年 10 月起对来自包括中国在内的多个国家（地区）的针叶树木质包装采取紧急检疫措施，以防止松材线虫传入欧盟。对于不符合规定的木质包装，欧盟将在入境口岸采取除害处理、销毁、拒绝入境等措施。

对输往欧盟的货物木质包装，在货物出口前，出口企业须向当地检验检疫机构报检，按以下办法办理：

（1）对使用松材线虫疫区针叶树木质包装的，在出口前须进行除害处理，处理合格的木质包装上须有标记，在标记上注明处理方法、地点及实施处理的单位，并由检验检疫机构出具"植物检疫证书"；

（2）对使用松材线虫非疫区针叶树木质包装的，由检验检疫机构实施检疫并出具植物检疫证书，证明木质包装来自非疫区；

（3）对使用非针叶树木质包装的，如出口企业提出要求或合同、信用证中有规定，需要检验检疫机构出具除害处理证书的，可向检验检疫机构报检，经对木质包装除害处理，处理合格的出具"熏蒸/消毒证书"。

二、出口食品的报检

（一）报检范围

所有出口食品（包括各种供人食用、饮用的成品和原料以及按照传统习惯加入药物的食品），包括用于出口食品的食品添加剂等。

（二）报检程序

出口食品的生产、加工、储存企业实施卫生注册和登记制度，货主或其代理人向检验检疫机构报检的出口食品，需产自或储存于经卫生注册或登记的企业或仓库，未经卫生注册或登记的企业和仓库所生产或储存的出口食品，不予受理报检。

（三）报检时应提供的单据

1. 报检人按规定填写"出境货物报检单"并提供相关外贸单据：合同、发票、装箱单等。

2. 出口食品需提供生产企业（包括加工厂、冷库、仓库）的卫生注册或登记号码。

第九节 出口五个国别商品装运前检验报检的相关规定

一、出口塞拉利昂商品装运前检验的报检

为了促进中国和塞拉利昂两国之间贸易的顺利发展，根据《中华人民共和国国家质量监督检验检疫总局与塞拉利昂共和国贸易工业和国有企业部合作协议》及其实施方案，国家质检总局决定对中华人民共和国出口塞拉利昂共和国的商品实施装运前检验。主要内容如下：

1. 2004 年 2 月 1 日起，塞拉利昂海关将根据中华人民共和国出入境检验检疫的证书接受进口中国商品的申报。各地检验检疫局将同时开始受理出口商关于中国出口塞拉利昂商品装运前检验的报检。出口商向当地检验检疫局报检的手续、时间和单证要求按照《出口商品报检管理规定》执行。

2. 中国对塞拉利昂出口商品装运前检验的范围是中国对塞拉利昂出口每批次价值在 2 000 美元以上的贸易性质商品。

3. 中国对塞拉利昂出口商品检验的内容包括品名、质量、数量、安全、卫生和环保项目检验，价值评估和监督装载和装箱。检验标准根据塞拉利昂国家的法律和/或贸易合同确定。

4. 出口检验工作完成后，当地检验检疫局要在 5 日内向出口商签发检验证书。该证书是塞拉利昂海关和关税部门受理进口货物申报和征收关税的依据，是塞拉利昂有关部门确定进口商品检验检疫要求的依据，是进口商向进口国银行申请外汇的依据。

5. 根据我国现有法律、法规和《中华人民共和国国家质量监督检验检疫总局与塞拉利昂共和国贸易工业和国有企业部合作协议》及其实施方案，各地检验检疫局对出口塞拉利昂商品实施装运前检验参照出口检验收费标准收取检验费。如果装运前检验商品属于《出入境检验检疫机构实施检验检疫的进出境商品目录》范围内的商品，那么检验检疫机构只根据《商检法》收取出口法定检验费，不再另外收取装运前检验费。

二、出口埃塞俄比亚商品装运前检验的报检

2006 年 4 月 25 日中华人民共和国国家质量监督检验检疫总局与埃塞俄比亚联邦民主共和国贸易工业部在北京签署了《中华人民共和国国家质量监督检验检疫总局与埃塞俄比亚联邦民主共和国贸易工业部关于中国出口产品装运前检验合作协议》（以下简称《中埃质检合作协议》）。根据《中埃质检合作协议》，国家质检总局决定自 2006 年 10 月 1 日起对中国出口埃塞俄比亚的产品实施装运前检验。主要内容如下：

1. 自 2006 年 10 月 1 日起，各直属检验检疫局开始受理中国出口埃塞俄比亚产品的装运前检验，中国出口商向埃塞俄比亚出口产品时应向出口地检验检疫局申请装运前检验。

2. 中国出口埃塞俄比亚产品装运前检验的范围是指出口货物的批次价值在 2000 美元以上的贸易性质商品。

3. 对外贸易关系人申请装运前检验的报检手续、时间和单证要求按照出口商品报检管理规定执行。

4. 中国对埃塞俄比亚出口产品检验的内容包括质量、数量、安全、卫生、环保项目检验，价格审核，监督装载和装箱等。检验标准根据埃塞俄比亚联邦民主共和国的法律和/或贸易合同确定。

5. 出口检验工作完成后，受理报检的检验检疫局要在 5 日内向出口申请人签发检验证书。对外贸易关系人可以持中华人民共和国出入境检验检疫证书和其他单证向埃塞俄比亚海关办理进口中国产品的申报。

6. 对于逃避装运前检验，向埃塞俄比亚出口假冒伪劣或不合格产品，故意虚假申报出口产品品名、类别和价格的出口商、进口商或中间商，经过查实后，中国各地出入境检验检疫局和埃塞俄比亚质量标准局将根据本国法律予以处罚。

7. 根据我国现有法律、法规和《中埃质检合作协议》，各地检验检疫局对出口埃塞俄比亚产品实施装运前检验参照出口法定检验收费标准收取检验费。对于《出入境检验检疫机构实施检验检疫的进出境商品目录》范围内的产品，检验检疫机构根据商检法和收费办法收取检验费，不再另外收取装运前检验费。

三、出口埃及商品装运前检验的报检

根据《关于对出口埃及工业产品实施装运前检验的公告》（2009 年 25 号），总局决定自 2009 年 5 月 1 日起对出口埃及工业产品实施装运前检验。主要内容如下：

1. 检验目的。

装运前检验是《中埃质检谅解备忘录》的核心内容，开展装运前检验的目的是保证出口工业产品的符合性、真实性和合法性，制止欺诈行为，防止进口商、出口商、中间商（以下称贸易公司）或生产企业出口假冒伪劣产品，避免个别产品质量纠纷影响中埃经贸关系大局。

2. 受理报检的范围。

各局根据贸易公司或生产企业的申请受理出口埃及工业产品装运前检验。对《出入境检验检疫机构实施检验检疫的进出境产品目录》范围内的产品，各局应根据现行检验管理规定将出口法定检验和装运前检验工作统一办理，避免重复报检、重复检验、重复收费。

对通过第三国转口到埃及的集装箱整箱出口产品，如果贸易公司或生产企业提出检验和签证要求，各局应予办理。

3. 检验和监管内容。

出口埃及产品装运前需批批检验，批批签证。检验内容包括外观检验、安全、卫生项目检测，核价和监装等内容，其中外观检验、核价和监装要求与出口塞拉利昂和埃塞俄比亚产品装运前检验的要求相同。

《中埃质检谅解备忘录》要求根据埃及标准实施安全、卫生项目检测。很多埃及标准与国际标准化组织和国际电工委员会标准等同或等效。埃及部分强制性标准根据国际标准提出了安全卫生限量标准，对于埃及强制性标准要求的安全卫生项目，各局应根据报检人的申请开展实验室检测。

4. 判定依据。

根据《中埃质检谅解备忘录》，埃及强制标准以及贸易合同（信用证）规定的埃及标准是确定产品检测项目和判定产品符合性的依据。

对于埃及没有强制性标准的产品，以国际标准化组织、国际电工委员会等国际组织的标准作为评定依据。

根据上述原则无法确定评定依据的产品，以我国国家标准作为评定依据。

5. 检验证书。

埃及出口产品装运前检验需要出具专门的装运前检验证书，该检验证书采用格式 e—1 缮制，文本为中英文合璧本。

四、出口苏丹商品装运前检验的报检

为打击进出口假冒伪劣商品行为，促进中国和苏丹之间贸易的健康发展，中华人民共和国国家质量监督检验检疫总局（AQSIQ）与苏丹共和国标准计量组织（SSMO）于 2013 年 4 月 16 日签署了《中华人民共和国国家质量监督检验检疫总局与苏丹共和国标准计量组织谅解备忘录》（以下简称《中苏谅解备忘录》），决定对中国出口苏丹工业产品实施装运前检验。主要内容如下：

1. 自 2014 年 1 月 1 日起，苏丹标准计量组织等有关部门将凭中国出入境检验检疫机构（CIQ）签发的装运前检验证书办理中国出口苏丹工业产品的验证放行手续。

2. 自 2013 年 11 月 1 日起，各地检验检疫机构开始对出口苏丹工业产品实施装运前检验。届时，对外贸易关系人可向当地检验检疫机构申请装运前检验。申报检验的程序、时间和单证要求按照《出入境检验检疫报检规定》执行。

3. 出口苏丹工业产品指《商品名称及编码协调制度的国际公约》（HS 编码）第 25 章至 29 章和第 31 章至 97 章的产品。

4. 出口苏丹工业产品装运前检验内容包括产品的质量、数量、安全、卫生、环境保护项目检验，监视装载或装箱。

5. 根据《中苏谅解备忘录》，出口苏丹工业产品合格判定依据依次适用苏丹标准计量组织发布适用于该产品的标准、对外贸易合同约定的标准、中国国家标准或国际标准。

6. 受理报检的出入境检验检疫机构要在检验工作完成后及时向申请人签发装运前检验证书。对外贸易关系人凭出入境检验检疫机构签发的装运前检验证书向苏丹标准计量组织和有关部门办理进口申报。

7. 对逃避装运前检验、伪造装运前检验证书向苏丹出口假冒伪劣产品或

不合格产品的，故意虚报出口产品品名、商品归类和安全卫生指标骗取检验证书的，或者在检验完毕后调换货物的，经查实后，出入境检验检疫机构将根据《商检法》第三十五条和有关法律法规的规定对相应责任人实施处罚。

8. 各地出入境检验检疫机构对我国出口苏丹的工业产品实施装运前检验时，不收取出入境检验检疫费。其中，对列入《出入境检验检疫机构实施检验检疫的进出境商品目录》内的出口工业产品，按照《财政部国家发展改革委关于免收出口商品检验检疫费等有关问题的通知》（财综〔2013〕85 号）的规定，截止到 2013 年 12 月 31 日，不收取出入境检验检疫费。

9. 自 2013 年 10 月 8 日起，对外贸易关系人可向当地出入境检验检疫机构咨询相关情况。

五、出口也门商品装运前检验的报检

为打击进出口假冒伪劣商品行为，保证出口产品质量，促进中国和也门之间贸易的健康发展，中华人民共和国国家质量监督检验检疫总局（AQSIQ）与也门共和国标准计量与质量控制组织于 2013 年 9 月 13 日在北京签署了《中华人民共和国国家质量监督检验检疫总局与也门共和国标准计量与质量控制组织关于进出口商品监管合作谅解备忘录》（以下简称《中也谅解备忘录》，决定对中国出口也门工业产品实施装运前检验。有关报检规定如下：

1. 自 2014 年 6 月 1 日起，也门共和国标准计量与质量控制组织等有关部门将凭中国出入境检验检疫机构（CIQ）签发的装运前检验证书办理中国出口也门工业产品的验证放行手续。

2. 自 2014 年 3 月 1 日起，各地检验检疫机构开始对出口也门工业产品实施装运前检验。届时，对外贸易关系人可向当地检验检疫机构申请装运前检验。申报检验的程序、时间和单证要求按照《出入境检验检疫报检规定》执行。

3. 出口也门工业产品指《商品名称及编码协调制度的国际公约》（HS 编码）第 25 章至 29 章和第 31 章至 97 章的产品。

4. 出口也门工业产品装运前检验内容包括产品质量性能检测报告的验证和抽查，产品外观状况、数量、标志和标识的查验，货证符合性核查和监视装载（或装箱）。

5. 根据《中也谅解备忘录》，出口也门工业产品合格判定依据依次适用也门共和国技术法规和强制性标准、中国国家标准或国际标准。

6. 受理申请的出入境检验检疫机构要在检验工作完成后及时向申请人签发装运前检验证书。对外贸易关系人凭出入境检验检疫机构签发的装运前检

验证书向也门共和国标准计量与质量控制组织和有关部门办理进口申报。

7. 免验商品的生产企业自营出口免验商品时允许自行查验和监装，检验检疫机构直接换发装运前检验证书，产品责任由企业承担。国家级出口工业产品质量安全示范区内企业自营出口本企业产品，检验检疫机构可以简化查验和监装方式，根据实际情况签发装运前检验证书。

8. 对出口假冒伪劣商品，用弄虚作假手段骗取、伪造、变造或买卖检验证书，或者在检验完毕后调换货物等违法行为，经查实后，出入境检验检疫机构应根据《商检法》第三十五条、《商检法实施条例》第四十七条和有关法律法规的规定对相应责任人实施处罚，并列入严重失信企业名单予以公布。构成犯罪的，依法移交公安部门追究刑事责任。

第十节　出境货物报检时应提供的单证及案例评析

一、出境货物报检时应提供的一般单证

1. 出境货物报检时，应填写"出境货物报检单"，并提供外贸合同或销售确认书，信用证、有关函电，生产部门出具的厂检结果单原件，检验检疫机构签发的"出境货物运输包装性能检验结果单"正本。

2. 凭样品成交的，须提供样品。

3. 经预检的货物，在向检验检疫机构办理换证放行手续时，应提供该检验检疫机构签发的"出境货物换证凭单"（正本）。

4. 产地与报关地不一致的出境货物，在向报关地检验检疫机构申请"出境货物通关单"时，应提交产地检验检疫机构签发的"出境货物换证凭单"（正本）。

5. 按照国家法律、行政法规的规定实行卫生注册和质量许可的出境货物，必须提供经检验检疫机构批准的注册编号或许可证编号。

6. 出口危险货物时，必须提供"出境货物运输包装性能检验结果单"（正本）和"出境危险货物运输包装使用鉴定结果单"（正本）。

7. 出境特殊物品的，根据法律法规规定应提供有关审批文件。

二、出境动物报检时应提供的单证

出境动物报检时，除按规定填写"出境货物报检单"，并提供合同或销售确认书或信用证（以信用证方式结汇时提供）、发票、装箱单等有关外贸单证外，报检以下动物还应提供相应的单证：

1. 出境观赏动物，持贸易合同或展出合约、产地检疫证书。

2. 输出国家规定保护动物的，应有国家濒危物种进出口管理办公室出具的许可证。

3. 输出非供屠宰用的畜禽的，应有农牧部门出具的品种审批单。

4. 输出实验动物的，应有中国生物工程开发中心出具的审批单。

5. 实行检疫监督的输出动物，须出示生产企业的输出动物检疫许可证。

6. 出境野生捕捞水生动物的，应提供下列单证：

（1）所在地县级以上渔业主管部门出具的捕捞船舶登记证和捕捞许可证；

（2）捕捞渔船与出口企业的供货协议；

（3）检验检疫机构规定的其他单证。

7. 出境养殖水生动物的，应提供注册登记证（复印件），并交验原件。

8. 其他规定和要求：

（1）国家对出口动物实行生产企业注册制度。所有出口的动物都必须来自经检验检疫机构注册的生产加工企业。

（2）出境水生动物的其他规定。

1）除捕捞后直接出口的野生捕捞水生动物外，出境水生动物必须来自注册登记养殖场或者中转场。注册登记养殖场、中转场应当保证其出境水生动物符合进口国或者地区的标准或者合同要求，并向出口商出具"出境水生动物供货证明"。

2）中转场需凭注册登记养殖场出具的"出境水生动物供货证明"接收水生动物。

3）出境水生动物必须凭产地检验检疫机构出具的动物卫生证书或"出境货物换证凭单"及检验检疫封识进入口岸中转场。在中转场内不得将不同来源的水生动物混合拼装。

凡是在口岸中转场内改变包装的、出口前变更输入国家或地区的，或超过规定有效期的，必须重新向口岸检验检疫机构报检。

三、出境动物产品及其他检疫物报检时应提供随附单证

出境动物产品及其他检疫物报检时，除按规定填写"出境货物报检单"，并提供合同或销售确认书或信用证（以信用证方式结汇时提供）、发票、装箱单等有关外贸单证外，报检以下动物还应提供相应的单证：

1. 出境动物产品的生产企业（包括加工厂、屠宰厂、冷库、仓库）的卫生注册登记证；

2. 特殊单证：如果出境动物产品来源于国内某种属于国家级保护或濒危

物种的动物、濒危野生动植物种国际贸易公约中的中国物种的动物，报检时必须递交国家濒危物种进出口管理办公室出具的允许出口证明书。

四、出境植物报检应提供的单据

出境植物及其产品报检时除应填写"出境货物报检单"，并提供外贸合同或销售确认书或信用证（以信用证方式结汇时提供）、发票、装箱单等有关外贸单据外，还应提供如下相应单证：

1. 濒危和野生动植物资源须出示国家濒危物种进出口管理办公室或其授权的办事机构签发的允许出境证明文件；

2. 输往欧盟和美国、加拿大等国家或地区的出境盆景，应提供"出境盆景场/苗木种植场检疫注册证"；

3. 出境水果来自注册登记果园、包装厂的，应当提供"注册登记证书"（复印件）；来自本辖区以外其他注册果园的，由注册果园所在地检验检疫机构出具水果"产地供货证明"。

根据国家质检总局的相关规定，自 2008 年 7 月 1 日起，所有出境的植物产品必须来自注册登记企业，出境植物产品检验检疫有了更高的要求。

为确保出境植物产品顺利检疫通关，出境报检规范操作是关键的一步。一般来说，出境植物产品报检需从以下四点把关。第一，确定出境检疫物范围。必须检疫的出境植物产品包括贸易性出境植物产品，作为展出、援助、交换、赠送等的非贸易性出境植物产品，进口国家（或地区）有植物检疫要求的出境植物产品，出境植物产品的装载容器、包装物及铺垫材料等。第二，首次出口办理注册登记。要按照国家质检总局《出境竹木草制品生产企业注册登记管理实施细则》的有关要求做好内部管理，并及时向企业所在地检验检疫机构提出书面申请，进行注册登记，保证产品能顺利出口。第三，电子报检数据录入完整。企业在电子报检时除准确录入品名、数量、包装、唛头等必须输入的项目，还必须在"许可证/审批号"栏和"生产单位"栏输入相应的注册登记号码和生产企业代码。第四，报检资料准确齐全。根据报检相关规定，出境货物报检时须已生产完毕并经生产企业检验合格。一般报检时需提供报检委托书、外销合同、出口发票、出口装箱单、出境货物报检单、厂检单、包装性能检验合格单。同时，提供注册登记证书的复印件，并在背面加盖企业公章，签注日期。报检出境木制品、木家具时，还应提供其产品符合输入国家或地区的技术法规、标准或国家强制性质量的符合性声明。

出口水果应在包装厂所在地检验检疫机构报检，注册果园不在本辖区的，要提供产地供货证明。

五、出口电池报检时应提供的单据

1. 按规定填写"出境货物报检单"并提供相关外贸单据合同或销售确认书、发票、装箱单等。

2. "出境货物运输包装性能检验结果单"（正本）。

3. "进出口电池产品备案书"（正本）或其复印件。"进出口电池产品备案书"有效期为一年。

六、对外承包工程及援外物资报检要求及单据

对外提供经济技术援助是我国应尽的义务。援外物资的质量好坏，直接影响我国与受援国的政治、经济关系和国家声誉。为维护我国对外援助物资的质量，提高我国产品的声誉，维护国家形象，国家对援外物资实施严格管理和检验。

（一）报检范围

凡由我国政府提供的无息贷款、低息贷款和无偿援助项下购置并用于援外项目建设或交付给受援国政府的一切生产和生活物资。

（二）报检要求

1. 检验检疫机构对援外物资实行产地检验、口岸查验的基本原则。经检验符合总承包合同规定的援外物资，由产地检验检疫机构按照规定签发换证凭单，经口岸查验合格后，一律由口岸检验检疫机构换发检验证书。援外物资未经检验检疫机构检验、口岸查验合格的，不准起运出境。

2. 对于法律、行政法规规定由其他检验机构实施检验的援外物资，如西药、飞机、船舶等，由其他检验机构实施检验。援外物资总承包企业按规定向有关检验机构报检，并持由其他检验机构签发的有效合格证单到口岸检验检疫机构申请查验，经查验无误后换发检验证书。

3. 严格审定援外物资供货厂商资质。凡实施出口质量许可制度（如机电产品、化工产品）和卫生注册登记制度的产品（如食品、畜产品）必须向获证企业采购，禁止在市场上采购；未实施出口质量许可证制度的产品，必须优先选用获得中国国家进出口企业认证机构认可委员会（CNAB）认证企业的产品，其次可选用获得国际质量体系认证企业的产品。

4. 对于小批量、品种繁杂的援外物资，符合下列规定之一的，允许总承包企业在市场采购：

（1）由外经贸主管部门委托总承包企业向已经建成成套项目提供的零配件；

（2）某一品种采购总价不超过 10 万元人民币的物资，但招（议）标文件规定的特殊情况除外。

凡市场采购物资，援外项目总承包企业必须在《援外物资检验一览表》中单独注明"市场采购"。市场采购的援外物资须经采购地检验检疫机构检验合格后，出具换证凭单，集中到口岸后由口岸检验检疫机构统一进行查验并换发检验证书。

5. 援外物资项目的总承包企业凭各口岸检验检疫机构出具的检验证书向外经贸主管部门办理结算。

（三）报检应提供的单据

1. 援外承包总合同或项目部承包企业与生产企业签订的内部购销合同。内部购销合同中必须统一标明"援××国××项目的内部购销合同"字样，以便检验检疫机构在实施检验时，确认是否为援外物资；

2. 厂检合格单及总承包企业验收合格证明；

3. 外经贸主管部门和国家质检总局的有关批文；

4. 对外承包工程需提供"经营资格证书"；

5. "出境货物运输包装容器性能检验结果单"；

6. 货物清单（施工、办公、生活、要返回货物须分开列明）。

▶ **相关案例**

提高玩具质量避免企业受损——透视出口玩具检验不合格案例

我国是世界上玩具主要出口国之一，国际市场上 75% 的玩具由中国生产。玩具虽小，但由于主要是儿童使用，玩具产品安全与否，便直接影响儿童的健康与安全。因此，许多国家都制定了玩具安全技术法规或标准，典型的有欧盟 EN71 标准、美国 ASTMF963 标准等，对于不合格玩具实行回收、退货等措施。我国的儿童玩具国家安全技术规范 GB6675-2003 已于 2004 年10 月正式实施。值得指出的是，由于安全、卫生等方面的原因，我国出口玩具频频遭禁或被回收，所涉及的企业损失惨重。现结合几起日常出口玩具检验中涉及玩具安全项目检验的不合格案例进行分析，以供相关部门和企业参考。

［小附件缺陷］

检验人员在对某企业生产的出口至德国的毛绒玩具做拉力滥用安全测试时，毛绒玩具小鸟上的金属拉链断裂，金属钥匙圈脱落，形成小零件；另一规格的毛绒玩具小鸟上的塑料绳线过细，在拉力测试过程中断裂，塑料拉环脱落，产生小零件。检验检疫部门据此判定该批玩具不合格。

　　该批玩具的两项不符合项，都是由玩具的附件问题产生的。虽然生产企业对玩具生产工艺比较重视，但由于企业在购进玩具附件时，忽视了对小附件质量的把关和检验，造成玩具成品检测不合格。经检验人员测试，该批玩具的金属拉链仅能承受 50 牛顿的拉力，塑料绳的拉力仅达到 30 牛顿，而根据欧盟 EN71 的检验规定，此类小附件在做拉力滥用测试时必须达到 70 牛顿。

　　近年来，玩具的产品开发由改变造型逐步向添加各类功能性附件方向发展。由于一些玩具配件生产厂家不了解玩具的检验标准或对相关标准了解不够，往往使玩具上小附件的质量达不到玩具检验标准规定要求，一旦玩具生产企业采用此类附件，必将埋下不合格安全隐患，直接影响玩具的成品质量，导致不合格玩具的产生。除此之外，一些由金属材料制成的附件，如钥匙圈等，由于制作粗糙，往往存在锐尖、锐边等不安全因素，也成为影响玩具产品安全性能的隐患。

［玩具设计缺陷］

　　某企业生产的一批输往德国的塑料充气玩具，因产品设计存在安全缺陷，在检验时未能通过稳定性测试，儿童在正常使用时容易产生跌落的危害，不符合欧盟玩具检验标准，被检验检疫机构判为不合格。

　　该起案例的不合格缘于产品的设计开发。对于承载儿童体重的玩具，须按相关标准施加相应负荷作稳定性和超载测试。企业在开发设计玩具时，仅仅考虑玩具的造型和功能，忽视了玩具的安全性能，对产品出口目的国的玩具安全检验标准不熟悉，或理解不够，从而导致成品安全性能不合格。由于设计方面的缺陷，该批塑料充气玩具又无法返工整理，使生产商遭受巨额经济损失。

［玩具绳线有问题］

　　某台资企业设计生产的一批出口至英国的毛绒玩具非常有创意，玩具名称为微波炉熊，内胆以小麦、薰衣草为填充料，使用时先用微波炉烤热，取出后供儿童暖手。虽然产品前景看好，但经检验检疫机构检测，该批毛绒玩具小熊鼻端的绳线平均厚度小于 1.5 毫米，儿童使用时容易勒伤手指，未能达到欧盟玩具检验标准所规定的绳线要求，被检验检疫机构判为不合格。

　　另一企业生产的一批出口至日本的布绒玩具——关节熊，身穿毛衣，脖子上系毛线小围巾，非常惹人喜爱。检验人员在现场检验时，发现围巾过长，超过标准规定，因而判定该批玩具不合格。

　　两起不合格案例均涉及绳线问题，EN71 与 GB6675 标准规定，18 个月以下儿童使用的玩具上的绳线和弹性绳，当施以 25±2 牛顿拉力时，其自由长度须小于 220 毫米，绳圈周长小于 360 毫米，以防止儿童在使用过程中被绳索勒住脖子而造成窒息；绳线的直径须大于 1.5 毫米，以保证玩具不会因绳过细而对儿童产生勒伤手指的危害。

[材料不安全不卫生]

某企业生产的一批毛绒玩具，由于填充棉受潮，没有引起企业足够重视，在生产时依旧把受潮的棉花充入玩具中。经海运至输入国后，大部分玩具发霉，引起外商巨额索赔，最后导致工厂倒闭。

玩具检验中，要求所有材料必须清洁无污染，柔韧填充物的材料不能含有金属颗粒、针、铁钉或其他锐利碎片。美国 ASTMF963 标准对材料的要求是玩具要用全新或再生材料制作。玩具填充料由于被充入玩具内，不能直接目测，其品质优劣往往不被生产企业所重视，有些企业为了降低成本，甚至将卫生状况极差的烂棉絮充入玩具中，从而造成安全隐患。

[应采取的措施]

熟悉进口国安全卫生标准。企业要及时了解、掌握玩具输入国对玩具安全卫生方面的法规、标准要求，如欧盟、美国等最新玩具标准要求。企业开发设计玩具时，不仅要考虑产品的造型和功能，更要重视进口国的玩具检验标准，将相关检验标准规定纳入玩具设计与工艺要求中。

建立健全质量管理体系。生产企业在生产、技术、安全质量等方面建立运行有效的质量管理体系，按质量管理体系要求对生产管理、成品检验全过程进行有效控制，确保玩具产品符合相关标准要求。

加强对玩具材料的源头质量控制。材料的物理性能、易燃性能和材料中禁用的偶氮染料、重金属及有毒有害物质含量必须符合相关进口国检验规定。

重视安全卫生项目检验和管理。生产企业应完善玩具安全检测设备，配置基本的安全检测设施，完善相应的管理制度。

资料来源：广东出入境检验检疫协会网站 http：//202.105.50.137：81/news/alfx/08822334381526_2.html，2009 年 8 月 2 日

 复习思考题

一、单项选择题

1. 以下关于预报检表述正确的是（   ）。

A. 需要分批装运出口的货物，不得申请整批货物的预报检

B. 为便于易腐烂变质货物的及时出口，可以申请预报检

C. 出口货物预报检时，可不提供"出境货物运输包装性能检验结果单"

D. 检验检疫机构对预报检的出境货物实施检验检疫，合格的签发"出境货物换证凭单"

2. 国家对生产出境动物产品的企业（包括加工厂、屠宰厂、冷库、仓库）实施（　　）。

A. 登记制度　　　　　　　　B. 卫生注册登记制度

C. 质量许可制度　　　　　　D. 登记管理制度

3. 生产烟花爆竹的企业在申请出口烟花爆竹的检验时，应提交（　　）。

A. 出口烟花爆竹说明书　　　B. 出口烟花爆竹备案书

C. 出口烟花爆竹质量许可证书　D. 出口烟花爆竹生产企业声明

4. 生产危险货物出口包装容器的企业，必须向检验检疫机构申请包装容器的（　　），生产出口危险货物的企业，必须向检验检疫机构申请包装容器的（　　）。

A. 性能检验，使用鉴定　　　B. 使用鉴定，性能检验

C. 性能检验，性能鉴定　　　D. 使用检验，使用鉴定

5. 国家对出口小家电产品生产企业实行登记制度，首次登记的企业应将样品送至（　　）指定的实验室进行型式试验。

A. 直属检验检疫局　　　　　B. 国家环保总局

C. 国家认监委　　　　　　　D. 国家质检总局

6. 输往欧盟和美国、加拿大等国家或地区的盆景，报检时应提供（　　）。

A. 出境盆景场/苗木种植场检疫注册证

B. 出境动植物检疫许可证

C. 盆景/苗木允许出境证明

D. 栽培介质的特许审批单

7. 出境动物产品，应在出境前（　　）日报检。

A. 5　　　　　B. 7　　　　　C. 10　　　　　D. 15

8. 对产地检验检疫，口岸报关出境的货物，由产地检验检疫机构出具（　　），口岸检验检疫机构经验证或核查货证合格后，换发（　　）。

A. 出境货物通关单，出境货物换证凭单

B. 出境货物换证凭单，出境货物通关单

C. 品质证书，出境货物通关单

D. 品质证书，出境货物换证凭单

9. 国家对出口电池产品实行（　　）和（　　）专项检测制度。

A. 审批，铅含量　　　　　　B. 备案，汞含量

C. 备案，铅含量   D. 审批，汞含量

10. 已办理检验检疫手续的出口货物，因故需变更输入国家或地区，（　　）。

A. 应重新报检

B. 有不同检验检疫要求的，应重新报检

C. 无须重新报检

D. 不能再更改输入国家或地区

11. 生产出口危险运输包装容器的企业，必须向检验检疫机构申请实施运输包装容器的（　　）。

A. 使用鉴定   B. 载损鉴定   C. 适载检验   D. 性能检验

12. 我国对出口危险货物运输包装容器生产企业实行（　　）。

A. 登记制度   B. 卫生注册和登记制度

C. 质量许可制度   D. 登记管理制度

13. 以下货物出口时，须由口岸检验检疫机构实施检验检疫的是（　　）。

A. 活牛   B. 家用电器   C. 冻鸡肉   D. 烟花爆竹

14. 内地某企业出口一批冻肉，口岸检验检疫机构查验时发现货证不符，经核实这是由于该企业将未经检验检疫的另一批冻肉错发至口岸所造成的。以下表述正确的是（　　）。

A. 该企业可申请口岸检验检疫机构对已运至口岸的冻肉实施检验检疫

B. 该企业可向产地检验检疫机构补报已运至口岸的冻肉，然后在口岸申请换证

C. 该企业可向口岸检验检疫机构提出证单更改申请，然后在口岸申请换证

D. 口岸检验检疫机构对已运至口岸的冻肉不予换发"出境货物通关单"

15. 某公司拟向西班牙出口一批机械设备，货物使用了针叶树木质包装，应在出境货物报检单的"需要证单名称"一栏中选择（　　）。

A. 植物检疫证书   B. 品质证书

C. 熏蒸/消毒证书   D. 数量证书

16. 某公司向日本出口一批纸箱包装的羽绒服（检验检疫类别为N），报检时无须提供的单据是（　　）。

A. 合同、发票、装箱单

B. 无木质包装声明

C. 出境货物运输包装性能检验结果单

D. 厂检结果单

17. 下列关于出口化妆品表述错误的是（　　）。

A. 出口化妆品应在产地检验

B. 进口化妆品由进境口岸检验检疫机构检验

C. 检验检疫机构对检验合格的化妆品实施后续监督管理

D. 安全卫生指标不合格的化妆品，必须在检验检疫机构监督下进行技术处理，经重新检验合格后，方可销售、使用

18.（　　）不是出口打火机报检时应当提供的单据。

A. 出口打火机、点火枪类商品生产企业自我声明

B. 出口打火机、点火枪类商品生产企业登记证

C. 出口打火机、点火枪类商品的型式试验报告

D. 出口打火机、点火枪类商品的质量许可证

19. 为提高我国打火机、点火枪类商品的质量，促进贸易发展，保障运输及消费者人身安全，自 2001 年 6 月 1 日起，对出口打火机、点火枪类商品实行（　　）。

A. 抽查检验　　　　　　　　B. 货主申请检验

C. 法定检验　　　　　　　　D. 以上三者视情况不同而定

20.（　　）是企业向港务部门办理出口危险货物装运手续的有效证件。

A. "出境货通关单"

B. "出境货物换证凭单"

C. "出境货物运输包装性能检验结果单"

D. "出境危险货物运输包装使用鉴定结果单"

21. 下列不属于检验检疫机构实施卫生注册管理的出口商品是（　　）。

A. 纺织品　　　B. 水产品　　　C. 肉类产品　　　D. 食用油

二、多项选择题

1.《中华人民共和国动植物检疫法》规定的"动物产品"包括（　　）等。

A. 脏器　　　B. 皮革　　　C. 奶制品　　　D. 骨、蹄、角

2. 某公司向日本出口一批观赏鱼，报检时应提供的单据包括（　　）。

A. 动物检疫证书　　　　　　B. 无木质包装证明

C. 养殖场供货证明　　　　　D. 合同、发票

3. 下列需进行出境植物及其产品报检的有（　　）。

A. 出口到日本的 30 吨菠菜

B. 参加法国农业博览会的 100 克优良大豆样品

C. 通过快递方式向日本出口的 5 克种子

D. 供应香港的 10 吨蔬菜

4. 合肥某玩具厂向美国出口一批玩具（木质包装），货物从上海口岸出

境。该玩具厂向安徽检验检疫机构报检时申请的单证有（　　）。

    A. "出境货物通关单"   B. "出境货物换证凭单"

    C. "熏蒸/消毒证书"   D. "植物检疫证书"

    5. 销往（　　）的货物木质包装，须按输入国要求进行检疫处理。

    A. 纽约   B. 里约热内卢   C. 曼谷   D. 哥本哈根

    6. 向日本出口家庭用微波炉（检验检疫类别为 L、M/N），报检时须提交的单据包括（　　）。

    A. 出口产品质量许可证   B. 厂检结果单

    C. 有关型式实验的证明文件   D. 强制性产品认证证书

    7. 安徽合肥某公司第一次出口花露水，拟从宁波港起运，下列描述正确的是（　　）。

    A. 报检时应提交"化妆品标签审核申请书"以及相关资料申请标签审核

    B. 申请化妆品标签审核时，应提供产品配方

    C. 其产品经检验检疫合格后，必须加贴检验检疫标志

    D. 该公司应在安徽检验检疫局取得通关单后，到宁波海关办理通关手续

    8. 某公司办理一批出口至美国的番茄罐头（检验检疫类别为 R/Q）和一批出口至美国的鲜花（检验检疫类别为 P/Q）的报检手续，两批货物都以纸箱包装，（　　）是办理两批货物报检时都须提供的单据。

    A. 合同、发票、装箱单   B. 进出口食品标签审核证书

    C. 无木质包装声明   D. 卫生注册证书副本或复印件

    9. 下列关于出口玩具的表述，正确的有（　　）。

    A. 我国对出口玩具及其生产企业实行质量许可制度

    B. 我国对出口玩具及其生产企业实行注册登记制度

    C. 出口玩具检验不合格的，但符合双方合同要求也可先出口

    D. 检验检疫机构"出口玩具质量许可证"接受报检

    10. 外贸企业出口棉夹克到美国，申请标识查验时报检人应提供该批纺织品的（　　）等。

    A. 商标   B. 标签   C. 挂牌   D. 包装唛头

三、判断题

    1. 输出非供屠宰用的畜禽，应有农牧部门签发的品种审批单。（　　）

    2. 输出实验动物，应有农牧部门品种审批单。（　　）

    3. 超过检疫许可证有效期的，报检时可向口岸检验检疫机构提出延期申请，批准后方可报检。（　　）

    4. 经检验检疫合格的出境货物，应当在"出境货物通关单"规定的期限

内报运出口，超过期限的，应重新报检。（　　）

5. 出口电池在报检时必须提供"进出口电池产品备案书"。（　　）

6. "出境危险货物运输包装使用鉴定结果单"超过有效期，应及时向检验检疫机构申请换证手续。（　　）

7. 经检验检疫机构预检的出口货物，可直接向口岸检验检疫机构办理换证放行手续，无须提供任何单证。（　　）

8. "出境货物报检单"的"货物名称"一栏应填写合同、信用证上所列名称。（　　）

9. 出口易腐烂变质的商品，可以申请预报检。（　　）

10. 检验检疫机构对获得"出口玩具质量许可证"企业出口的玩具实行抽查检验。（　　）

11. 对于已签发检验检疫单证的出境货物，改换包装或重新拼装后不必重新报检。（　　）

12. 输出动植物产品经检疫不合格的，不准出境。（　　）

13. 法定检验检疫的出境货物，海关凭报关地出入境检验检疫机构出具的"出境货物通关单"验放。（　　）

14. 凭样品成交的，须提供样品。（　　）

15. 出口危险货物时，必须提供"出境货物运输包装性能检验结果单"（正本）和"出境危险货物运输包装使用鉴定结果单"（正本）。（　　）

16. 生产出口危险货物的企业，应向检验检疫机构申请危险货物运输包装容器的性能检验。（　　）

17. 输出观赏动物，应有农牧部门品种审批单。（　　）

18. 检验检疫机构对进出口电池实施强制检验，进出口电池产品在报检时须提供"电池产品汞含量检测合格确认书"。（　　）

19. 检验检疫机构对获得"出口玩具质量许可证"企业出口的玩具实行抽查检验。（　　）

20. "出境危险货物运输包装使用鉴定结果单"超过有效期的，应及时向检验检疫机构申请换证手续。（　　）

四、简述题

1. 简述出境货物报检的一般规定。

2. 简述出境货物报检的时限和地点。

3. 简述出口肉鸡产品所需要的报检单证有哪些。

4. 简述出境货物的报检范围。

第五章 出入境集装箱、交通工具的检验检疫

关键术语

出入境集装箱 交通工具 报检

学习目标

● 了解我国出入境集装箱、交通工具的报检基本内容
● 熟悉出入境集装箱的基本流程
● 熟悉出入境集装箱、交通工具报检的基本流程
● 掌握出入境集装箱、交通工具报检的基本操作规范
● 掌握出入境集装箱、交通工具报检的所需单证

集装箱作为一种特殊的装载容器或运输设备，反复装运并往返世界各地，其结构上有一部分属于植物产品的范畴，因此在集装箱运输中可能带有啮齿动物、蚊、蝇、蟑螂等病媒生物和植物危险性病、虫、杂草以及其他有害生物，可能带有土壤、动植物残留物和被有毒有害物质污染。因此，为防止传染病、寄生虫病和植物危险性病、虫、杂草以及其他有害生物通过集装箱及集装箱货物传入、传出，保护农、林、牧、渔业生产和人体健康，保证集装箱运输的货物质量，促进对外贸易的发展，《中华人民共和国进出口商品检验法》、《中华人民共和国进出境动植物检疫法》、《中华人民共和国国境卫生检疫法》及其实施条例中分别规定了对出入境集装箱的检验检疫。据部分口岸检验检疫局的统计，来自疫区的集装箱占进境集装箱的55%，进境集装箱带

虫率达 10％；集装箱空箱带有稻草等植物残留物、生活垃圾和土壤的占 40％；在进境的集装箱检验检疫中，检出非洲大蜗牛、谷斑皮蠹、双钩异翅长蠹、菜豆象等植物危险性有害生物 80 多种，还从进境集装箱所带泥土中分离出多种线虫，多次发现大量活蟑螂、鼠和成群的蚊等。在对装载出口易腐变质食品的集装箱实施法定检验过程中，发现其中 5％的集装箱存在着箱体破损，密封状况不良，箱内不清洁，严重污染及上航次装载有毒有害危险品等不符合装载技术条件的现象和一些欺诈行为的发生。

第一节　出入境集装箱的报检及检验检疫程序

出入境集装箱是指国际标准化组织所规定的集装箱，包括出境、进境和过境的实箱及空箱。根据《商检法》、《动植物检疫法》、《国境卫生检疫法》及有关法律、法规的规定，国家质检总局出台了《进出境集装箱检验检疫管理办法》（原国家出入境检验检疫局第 17 号令），检验检疫机构依法对出入境集装箱实施检验检疫。

一、入境集装箱检疫范围

1. 所有进境集装箱应实施卫生检疫。

2. 来自动植物疫区的，装载动植物、动植物产品和其他检验检疫物的，以及箱内带有植物包装物或铺垫材料的集装箱，应实施动植物检疫。

3. 法律、行政法规、国际条约规定或者贸易合同约定的其他应当实施检验检疫的集装箱，按照有关规定、约定实施检验检疫。

二、出境集装箱检疫范围

1. 所有出境集装箱应实施卫生检疫。

2. 装载动植物、动植物产品和其他检验检疫物的集装箱，应实施动植物检疫。

3. 装运出口易腐烂变质食品、冷冻品的集装箱，应实施清洁、卫生、冷藏、密固等适载检验。

4. 输入国要求实施检验检疫的集装箱，按要求实施检验检疫。

5. 法律、行政法规、国际条约规定或贸易合同约定的其他应当实施检验检疫的集装箱，按有关规定、约定实施检验检疫。

三、过境集装箱检验检疫范围

过境应检集装箱，由进境口岸检验检疫机构实施查验，离境口岸检验检疫机构不再进行检验检疫。

四、出入境集装箱报检要求

1. 入境集装箱的承运人、货主或其代理人（以下简称报检人）应在办理海关手续前，填写"入境集装箱报检单"或"入境货物报检单"（装载法定检验检疫货物集装箱）向进境口岸检验检疫机构报检。

2. 出境集装箱的，报检人应在装货前填写"出境货物报检单"或"出/入境集装箱报检单"以及随附的集装箱配载清单等相关资料和单据向所在地检验检疫机构报检。出境空集装箱的，报检人应在装货前填写"出/入境集装箱报检单"向出境口岸检验检疫机构报检。未经检验检疫机构许可的，不准装运或出境。装运出口易腐烂变质食品、冷冻品的集装箱，承运人或者集装箱单位必须在装货前申请检验检疫，未经检验检疫的，不准装运或出境。

五、出入境集装箱检验检疫程序

（一）入境集装箱检验检疫程序

对装载法定检验检疫商品的入境集装箱，检验检疫机构受理报检后，集装箱结合货物一并实施检验检疫，检验检疫合格的准予放行，并统一出具"入境货物通关单"。经检验检疫不合格的，按规定处理。需要实施卫生除害处理的，签发"检验检疫处理通知书"，完成处理后出具"熏蒸/消毒证书"。

装运经国家批准进口的废物原料的集装箱，应当由入境口岸检验检疫机构实施检验检疫，经检验检疫符合国家环保标准的，签发检验检疫情况通知单；不符合环保标准的，出具环保安全证书，并移交当地海关、环保部门处理。

对装载非法定检验检疫商品的入境集装箱，检验检疫机构受理报检后，根据集装箱可能携带的有害生物和病媒生物种类以及其他有毒有害物质情况实施检验检疫。

对进境转关分流的集装箱，由指运地（目的地）检验检疫机构实施检验检疫。口岸检验检疫机构实施登记后，根据集装箱外表可能传带的有害生物种类实施检验检疫，主要检查有无非洲大蜗牛和土壤等。一般在进境口岸结合对运输工具的检验检疫、箱体卸运或进入堆场后进行检验检疫。

（二）出境集装箱检验检疫程序

对装载动植物、动植物产品和其他检验检疫物的集装箱以及输入国家或地区要求和国家法律、法规或国际条约规定其他必须实施检验检疫的集装箱，经检验检疫取得证书的方可装运。其他出境集装箱，受理报检后即可放行。

对装运出口易腐烂变质食品、冷冻品的集装箱须实施清洁、卫生、冷藏、密固等适载检验，承运人、装箱单位或其代理人必须在装运前向检验检疫机构申请检验，经检验取得证书的方可装运。适载检验内容：箱号清晰，箱体完好，无危险、有毒、有害物品标志；集装箱的活动部分、胶垫、箱门开关和风雨密状况良好；箱内清洁，干燥，无异味，无活害虫，无残留有毒、有害物品；保温集装箱气密和隔热性能良好；冷藏集装箱的冷藏性能良好；罐式集装箱前次未装过有毒有害物品。

装载法检货物集装箱的报检：承运人、货主或其代理人在法检货物向检务部门报检时，在"出境货物报检单"上应准确填写集装箱数量、规格、装箱时间和地点、运往的目的地、货物种类及数量等情况。

装载非法检货物集装箱的报检：集装箱运抵装运地前，承运人、货主或其代理人（以下简称报检人）应填写"出/入境集装箱报检单"向检务部门报检，报检单上应准确填写集装箱数量、规格、装箱时间和地点、运往的目的地、货物种类及数量等情况。

企业应对全部（包括需要实施查验的）集装箱进行预检疫，对装载出口易腐烂变质食品、冷冻品的集装箱进行适载性预检验，预检合格的，由预检人员填写"出境集装箱检疫/适载性检验预检记录"（附），并在预检结束后一个工作日内交相关施检部门。

检验检疫机构受理集装箱检验报检并实施检验检疫后，对不需要实施卫生除害处理的，出具"集装箱检验检疫结果单"；对需要实施卫生除害处理的，签发"检验处理通知书"，完成处理后应报检人要求出具"熏蒸/消毒证书"。出境口岸检验检疫机构凭起运口岸检验检疫机构出具的"集装箱检验检疫结果单"或"熏蒸/消毒证书"放行。

集装箱检验检疫有效期为21天，超过有效期限的出境集装箱需要重新检验检疫。

（三）对出境新造集装箱的检验检疫

1. 不使用木地板的新造集装箱，作为商品空箱出口时不实施检验检疫。

2. 对使用木地板的新造集装箱，作为商品空箱出口时，报检规定如下：

（1）使用进口木材，且进口时附有用澳大利亚检验机构认可标准作永久性免疫处理的证书，并经检验检疫机构检验合格的，出口时可凭检验检疫合格证书放行，不实施检验检疫；

（2）使用国产木地板，且附有已用澳大利亚检验机构认可的标准作永久性免疫处理的证书的，出口时，凭该处理证明放行，不实施检验检疫；

（3）使用进口木地板，没有我国进口检验检疫合格证书，或使用国产木材，没有用澳大利亚检验机构认可的标准作永久性免疫处理的，实施出境动植物检疫。

法律、行政法规、国际条约规定或贸易合同约定的其他应当检验检疫的集装箱，按有关规定约定实施检验检疫。

相关链接

世界各国对集装箱检验检疫的要求

世界各国对出入境集装箱的检验检疫作出了明确规定。如澳大利亚、新西兰，由于两国地理环境特殊，农牧业特别发达并在其国民经济中占有重要地位，因此对检验检疫工作特别重视，并对集装箱的检验检疫制定了详细的规定。如澳大利亚检验检疫局（AQIS）制定的《货物集装箱检验概况和检疫程序》（1999年版）规定，只有具备检验检疫机构和检验检疫条件的港口方可进口集装箱；申报集装箱的检疫处理必须是在集装箱到达进境口岸之前；申报人向口岸动植物检验检疫机构提供的单证包括集装箱载货明细单、港务公司或调箱员填写的进境集装箱申报单、由货主或其代理人填写的装载应检集装箱的检疫申报单，其中集装箱载货明细单必须在船到港前5天提供。对集装箱的检疫处理包括：（1）对集装箱内外木质结构必须按AQIS认可的方法进行永久性的免疫处理，检验检疫机构对经永久性免疫处理的集装箱实行注册登记，对未经永久性免疫处理的集装箱，则要求出口国提供有效期为21天的熏蒸证明；（2）对集装箱内外必须进行严格的检疫处理，以防止如蜗牛特别是非洲大蜗牛、土壤、植物性材料、动物性残留物，甚至鸟粪等可能携带传染疾病的媒介传入；（3）对集装箱内应检货物的法定检疫处理。

美国和加拿大对来自斑皮蠹疫区的集装箱不管装载什么货物，检验检疫机构都要求进行熏蒸处理。对集装箱箱体表面的检查，主要针对来自非洲大蜗牛疫区的国家。检验检疫机构与船公司、港务和海关联网，可随时查询进境集装箱的有关情况。

德国和荷兰对出境集装箱的检验检疫按贸易合同或输入国要求进行，对进境集装箱的检验检疫实行由公司自律管理的运行机制，政府一般不实施边境检验检疫和卫生除害处理，但对未经检疫处理装载动植物、动植物产品和食品等的集装箱，则须与所载货物一并进行检验检疫或卫生除害处理。据德国专家介绍，由于德国所处的纬度较高，常年气温较低，某些在亚洲、非洲易生长繁殖的病虫害，在德国难以生存。但对来自疫区的集装箱，则根据其是否构成危害的实际情况，分为一般熏蒸消毒、转至第三国、退回或销毁处理。

大多数欧盟国家把检验检疫工作放在产地，货物入境时主要检查有关单证，核对货证是否相符等，必要时才实施抽查性检验检疫。抽查频度根据以前进出口记录的风险分析程序来决定。在欧洲国家，集装箱的检验检疫主要在货物集装箱的集散地进行，如鹿特丹港设有专用的集装箱集散区（专用冷库），区内设有检验检疫站；在植物进口的集散地，也设有专门的检验检疫人员，实施审核单证、核对货物并实施现场检验检疫。

在新加坡，根据《新加坡传染病检疫实施细则》规定，新加坡政府要求，集装箱业主、租用者、发货人、收货人或代理人，应保证集装箱及内装货物始终无病媒昆虫和啮齿动物；集装箱包装、拆箱或贮藏的房地产业主或合用者，应保持该地无病媒昆虫和啮齿动物。

出境集装箱检疫/适载性检验预检记录（企业用）

报检号

发货人					
货物名称			目的地		
预检地点			预检时间		年　月　日　时　分
集装箱数量/规格/类型	×20′		×40′		×45′
规格	集装箱号		规格	集装箱号	

卫生、动植物检疫	结果	适载性检验	结果
未携带藏匿啮齿动物及蚊、蝇、蜚蠊等病媒生物		箱体、箱门完好，箱号清晰，安全铭牌齐全	
无被人类传染病和国家公布的一、二类动物传染病、寄生虫病等病原体污染		箱体无有毒有害危险品标志；箱内清洁、卫生，无有毒有害残留物，且风雨密状况良好	
未携带植物危险性病、虫、杂草以及其他有害生物		未发现病媒生物	
未携带土壤、动物尸体、动植物残留物		未发现活害虫及其他有害生物	
符合国家法律、行政法规或国际条约的其他规定		冷藏集装箱温度达到要求	
		罐式集装箱前一次有无装载过有毒有害物质	

检验检疫结果	□合格　　　　□不合格
处理措施	□熏蒸　　□消毒　　□调换　　□
备注	有效期为自预检之日起21天

预检人员郑重申明：上列填写内容正确属实。
（预检人员所在单位公盖）

预检人员签名：

负责人签名：

第二节　出入境交通工具检验检疫程序

一、出入境交通工具检验检疫范围

根据《卫生检疫法》及其实施细则、《进出境动植物检疫法》及其实施条例，出入境交通运输工具的检验检疫范围为：

1. 所有出入境交通运输工具，包括船舶、飞机、火车和车辆等，都应当实施卫生检疫；

2. 来自动植物疫区的入境交通运输工具，装载入境或过境动物的运输工具，包括船舶（含供拆解用的废旧船舶）、飞机、火车、车辆，都须实施动植物检疫。

来自动植物疫区的交通运输工具，是指本航次或本车次的始发或途经地是上述动植物疫区的交通运输工具。

二、出入境船舶

（一）入境船舶

1. 报检时间：船方或其代理人应当在船舶预计抵达口岸 24 小时前（航程不足 24 小时的，在驶离上一口岸时）报检。

2. 报检地点：向入境口岸检验检疫机构报检。

航行中发现检疫传染病、疑似检疫传染病，或有人非因意外伤害而死亡且死亡原因不明的，及时报告入境口岸。

入境时至检疫毕发放证书止，这段时间必须悬挂检疫信号：

（1）白天入境时，在船舶的明显处悬挂国际通语检疫信号旗："Q"字旗，表示本船没有染疫，请发给入境检疫证；"QQ"字旗，表示本船有染疫或有染疫嫌疑，请即刻实施检疫。

（2）夜间入境时，在船舶的明显处垂直悬挂下列灯号：红灯三盏，表示本船没有染疫，请发给入境检疫证；红红白红灯四盏，表示本船有染疫或有染疫嫌疑，请即刻实施检疫。

3. 检疫方式：入境船舶，必须在最先到达的国境口岸的检疫锚地或者经检验检疫机构同意的指定地点实施。检验检疫机构对申报的内容进行审核，确定入境船舶的检疫方式。目前采取的方式可分为锚地检疫、随船检疫、靠泊检疫和电信检疫。

（1）锚地检疫：来自检疫传染病疫区的，有检疫传染病人、疑似传染病人或有人非因意外死亡而死因不明的，发现有啮齿动物异常死亡的，"除鼠或免于除鼠证书"失效的，装载活动物的，没有申报下述三种检疫的。

（2）随船检疫：旅游船、军事船、要人访问乘船等特殊船舶，遇有特殊情况如有病人需要救治、特殊物资急需装卸、船舶急需抢修等，可申请。

（3）靠泊检疫：未持我国签发有效的"交通工具卫生证书"，且无应实施锚地检疫所列情况，或因天气、潮水等原因无法实施锚地检疫的船舶，可申请。

（4）电信检疫：持有效"交通工具卫生证书"，且无应实施锚地检疫所列情况的船舶，可申请。

特别要求：抵港前 24 小时，必须持有效"交通工具卫生证书"由船舶公司或船代向港口或锚地检验机构以电报形式报告。

（二）出境船舶

1. 报检时间：船方或其代理人应当在船舶离境前 4 小时内申报、办理出境检疫手续。出境的船舶必须在最后离开的出境港口接受检疫。

2. 报检地点：向出境口岸检验检疫机构报检。

3. 检验方式：检验检疫机构审核船方提交的出境有关资料或者登轮检疫，符合有关规定的签发"交通工具出境卫生检疫证书"。

装载出境动植物、动植物产品和其他检疫物的船舶，经口岸检验检疫机构查验合格后方可装运。如发现有危险性病虫害或一般生活害虫超过规定标准的须经除害处理后，由口岸检验检疫机构签发"运输工具检疫处理证书"，准予装运。"运输工具检疫处理证书"只限本次出境有效。

三、出入境航空器

（一）入境飞机的申报

来自非疫区的飞机，且在飞行中未发现检疫传染病、疑似检疫传染病，或有人非因意外伤害而死且死因不明的，可由地面航空战以电讯方式申报，其申报内容为：飞机的国籍、机型、航班号、识别标志、预定到达时间、出发站、经停站、机组及旅客人数，及飞机上是否载有病人或在飞行途中是否发现病人或死亡人员，若有应提供病名或者主要症状、患病人数、死亡人数。飞机到达后，向检验检疫机构提交总申报单、旅客名单及货物仓单。

来自疫区的飞机，在飞行中发现检疫传染病、疑似检疫传染病，或者有人非因意外伤害而死亡且死因不明时，机长应当立即通知到达机场的航空站向检验检疫机构申报，并在最先到达的国境口岸的指定地点接受检疫。向检验检疫机构申报的内容包括：飞机的国籍、机型、航班号、识别标志、预定到达时间、出发站、经停站、机组及旅客人数，以及飞机上是否载有病人或在飞行途中是否发现病人或死亡人员，若有应提供病名或者主要症状、患病人数、死亡人数。来自黄热疫区的，必须出示"灭蚊证书"。

入境飞机经检验检疫机构检疫合格的，根据情况分别签发"运输工具检疫证书"、"运输工具检疫处理证书"方能入境。

（二）飞机出境检疫申报

应当在出境检疫的飞机起飞前向检验检疫机构提交申报单、货物仓单和其他有关检疫证件，并向检验检疫机构通知飞机的国籍、机型、航班号、识别标志、预定起飞时间、经停站、目的站、机组及旅客人数。

经检验检疫机构检疫合格的，签发"交通工具出境卫生检疫证书"并予以放行。

第三节　出入境列车及其他车辆

一、出入境列车的卫生检疫申报

1. 出入境列车在到达或者出站前，车站有关人员应向检验检疫机构预报车上有无疾病发生等事项。

2. 客运列车到达车站后，检疫人员首先登车，列车长或者其他车辆负责人应当口头申报人员的健康情况及列车上的卫生情况。

3. 入境、出境检疫的列车，在查验中发现检疫传染病或疑似检疫传染病，或者因卫生问题需要卫生处理时，应将延缓开车时间、需调离便于卫生处理的行车路线、停车地点等有关情况通知车站负责人。

二、出入境汽车及其他车辆的卫生检疫申报及其检验程序

1. 固定时间的客运汽车，在出入境前由有关部门提前通报。

2. 装载的货物应按口岸规定提前向检验检疫机构申报货物种类、数量及重量以及到达地等。

3. 对入境货运汽车，根据申报实施卫生检查或必要的卫生处理，检疫完毕后签发"运输工具检疫证书"。

第四节　出入境集装箱、交通运输工具报检所需单证

一、进境重箱集装箱报检所需单据

"入境集装箱报检单"或"出/入境货物报检单"，提供集装箱数量、规

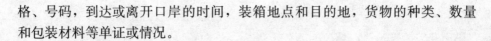

格、号码，到达或离开口岸的时间，装箱地点和目的地，货物的种类、数量和包装材料等单证或情况。

二、进境空箱报检所需单据

集装箱数量、规格、号码，到达或离开口岸的时间，装箱地点和目的地等单证或情况。

三、出境集装箱报检所需单据

"出境货物报检单"或"出/入境集装箱报检单"以及随附的集装箱配载清单等相关资料和单据。

四、入境船舶报检所需单据

1. 填报入境检疫申请表，并将船舶在航行中发现检疫传染病、疑似检疫传染病，或者有人非因意外伤害而死亡且死因不明的情况，立即向入境口岸检验检疫机构报告。

2. 提交"航海健康申报书"、"总申报单"、"货物申报单"、"船员名单"、"旅客名单"、"船用物品申报单"、"压舱水报告单"及载货清单。

3. 提交"船舶免于卫生控制措施证书"、"卫生控制措施证书"、"交通工具卫生证书"、"预防接种证书"、"健康证书"以及"航海日志"等有关资料。

4. 报检后船舶动态或报检内容有变化的，船方或其代理人应当及时向检验检疫机构申请更正。

五、出境船舶报检所需单据

出境船舶报检时，应向检验检疫机构提交以下单据：

1. 航海健康申报书；

2. 除鼠／免于除鼠证书；

3. 食品、饮用水、压舱水清单；

4. 国际预防接种证书；

5. 国际旅行健康检查证明书。

复习思考题

一、单项选择题

1. 出境集装箱，如装运出口易腐烂变质食品、冷冻品，则对其实施（　　）。

　　A. 食品检验　　　　　　　　　B. 适载检验

　　C. 动植物检验　　　　　　　　D. 以上答案都不对

2. 船舶必须是在（　　）接受检疫，船舶代理或船方代表应到出境口岸检验检疫机构办理出境检疫手续。

　　A. 锚地　　　　　　　　　　　B. 最后离开的出境港口

　　C. 码头泊位　　　　　　　　　D. 任意港口

3. 装载出境动物的运输工具，装载前应当在口岸检验检疫机构监督下进行（　　）。

　　A. 清洗处理　　　B. 消毒处理　　　C. 除害处理　　　D. 以上都对

4. 来自动植物疫区的，装载动植物、动植物产品和其他检验检疫物的，以及箱内带有植物性包装物或铺垫材料的集装箱，应实施（　　）。

　　A. 例行检查　　　B. 动植物检疫　　　C. 抽查　　　　　D. 检验

5. 装运经国家批准进口的废物原料的集装箱，应当由（　　）实施检验检疫。

　　A. 目的地检验检疫机构　　　　B. 进境口岸检验检疫机构

　　C. 指运地检验检疫机构　　　　D. 合同指定的检验检疫机构

6. 装载出境动物的运输工具，在口岸检验检疫机构的监督下进行消毒处理合格后，检验检疫机构应予以签发（　　），准予装运。

　　A. 运输工具检疫证书　　　　　B. 交通工具卫生证书

　　C. 运输工具检疫处理证书　　　D. 检验检疫处理通知书

7. 在对装载出境动物的运输工具实施检验检疫时，在装运前，承运人或者货主应在检验检疫机关监督下对该运输工具进行（　　）处理。

　　A. 除害　　　　　B. 熏蒸　　　　　C. 清洗　　　　　D. 消毒

8. 来自动植物疫区的，装载动植物、动植物产品和其他检验检疫物的，以及箱内带有植物性包装物或铺垫材料的集装箱，应实施（　　）。

　　A. 卫生检疫　　　B. 采样送检　　　C. 防疫消毒　　　D. 动植物检疫

9. 入境集装箱被发现有不符合检验检疫要求而需要实施卫生除害处理的，检验检疫机关应先签发（　　）。

A. 检验检疫处理通知书　　　　　B. 检验检疫情况通知单

C. 熏蒸/消毒证书　　　　　　　D. 集装箱检验检疫结果单

10. 装运废物原料的集装箱，在入境口岸检验检疫机构实施检验检疫，经检验检疫符合国家环保标准的，应签发（　　），准予放行。

A. 检验检疫情况通知单　　　　　B. 环保安全证书

C. 检验检疫处理通知书　　　　　D. 集装箱检验检疫结果单

11. 装运废物原料的集装箱，经入境口岸检验检疫机构查验不符合国家环保标准的，检验检疫机构应出具（　　），并将其移交当地海关和环保部门处理。

A. 检验检疫情况通知单　　　　　B. 环保安全证书

C. 检验检疫处理通知书　　　　　D. 集装箱检验检疫结果单

12. 在入境口岸结关的装载非法定检验的商品的集装箱，报检人应填写（　　）向入境口岸检验检疫机构报检。

A. 入境货物通关单　　　　　　　B. 出/入境集装箱报检单

C. 航海健康申报书　　　　　　　D. 入境货物报检单

13. 在检疫过程中，检验检疫机构发现运输工具中装有我国规定禁止或限制进境的物品，应对其物品实施（　　）。

A. 禁止入境　　　　　　　　　　B. 就地销毁

C. 消毒除害　　　　　　　　　　D. 施加标识予以封存

14. 所有出入境的集装箱，都必须接受（　　）。

A. 动物检疫　　B. 植物检疫　　C. 卫生检疫　　D. 除害处理

15. 装载过境植物、动植物产品和其他检疫物的运输工具在口岸接受入境检疫时，检疫中发现有危险性病虫的，必须进行（　　）处理，检疫处理合格后方准予过境。

A. 消毒　　　　B. 除害　　　　C. 焚烧　　　　D. 卸下

16. 出境货物集装箱报检时，如集装箱与货物不能一起报检的，报检人应填写（　　）向检验检疫机构报检。

A. 出/入境集装箱报检单　　　　B. 出境货物换证凭单

C. 出境货物通关单　　　　　　　D. 出境货物报检单

17. 出境集装箱检验检疫有效期为（　　），超过有效期限的出境集装箱需要重新检验检疫。

A. 13 天　　　　B. 18 天　　　　C. 21 天　　　　D. 25 天

18. 出口不使用木地板的新造集装箱时，可以（　　）。

A. 实施检验检疫　　　　　　　　B. 需要卫生处理

C. 不实施检验检疫　　　　　　　　D. 需要除害处理

19. 所使用进口木地板没有进口检验检疫合格证书或使用的国产木材没有用澳大利亚检验机构认可的标准作永久性免疫处理，新造集装箱出境时应接受（　　）。

A. 卫生检疫　　　B. 动植物检疫　　C. 卫生除害处理　D. 熏蒸/消毒

20. 申请入境检疫的船舶，在船舶上确认没有染疫或染疫嫌疑的，可在白天悬挂（　　）和夜晚悬挂（　　），申请入境检疫。

A. "Q"字旗、垂直红灯三盏

B. "Q"字旗、垂直红红白红灯四盏

C. "QQ"字旗、垂直红灯三盏

D. "QQ"字旗、垂直红红白红灯四盏

二、多项选择题

1. 来自动植物疫区的入境集装箱，有下列情况之一的，应实施动植物检疫。（　　）

A. 箱内装载着动植物的

B. 箱内带有植物性包装物或铺垫材料的

C. 箱内装载着动植物产品和其他检验检疫物的

D. 箱内装载着生物制品等特殊物品的

2. 集装箱在入境前、入境时和过境时，应由（　　）向入境口岸检验检疫机关报检，未经检验检疫机构许可，集装箱不得提运或拆箱。

A. 货主　　　　　B. 代理人　　　　C. 承运人　　　　D. 发货人

3. 出口的商品空箱符合下列哪些条件的，可以不实施出境检疫？（　　）

A. 附有用澳大利亚检验机构认可的标准作永久性免疫处理证书的

B. 使用进口木地板或国产木地板

C. 经我国检验检疫机构除害处理的

D. 经我国检验检疫机构检验合格

4. 船方或其代理人申请入境检疫时，应在什么时间向入境口岸检验检疫机构申报？（　　）

A. 船舶到港前 24 小时

B. 船舶持有有效的卫生证书可直接进港检疫

C. 船舶到达检疫锚地时

D. 船舶航程不足 24 小时的，在驶离上一口岸时

5. 申请入境检疫的船舶在接受检疫时，船方应向检疫官员提供下列哪些船舶资料和证书？（　　）

A. 食品、饮用水、压仓水清单　　B. 船舶货物清单

C. 除鼠/免于除鼠证书　　　　　D. 航海健康申报表

6. 符合下列条件的入境船舶，必须实施锚地检疫。（　　）

A. 船舶上发现有啮齿动物异常死亡的

B. 船舶是来自检疫传染病疫区的

C. 未持有有效"除鼠/免于除鼠证书"的

D. 船舶持有有效的"交通工具卫生证书"的

7. 边境口岸出入境车辆是指（　　）。

A. 汽车　　　　　　　　　　B. 摩托车

C. 手推车　　　　　　　　　D. 自行车和牲畜车

8. 对来自疫区的运输工具经检验检疫合格或经除害处理合格的，检验检疫机关可给予签发（　　）。

A. 运输工具检疫证书　　　　B. 交通工具卫生证书

C. 运输工具检疫处理证书　　D. 检验检疫处理通知书

9. 检验检疫机关在对过境的动物运输工具实施检疫时，发现有过境动物的饲料受病虫害污染的，应对其作（　　）处理。

A. 除害　　　　B. 不准过境　　　C. 销毁　　　　D. 卸下

10. 过境动物在运输过程中，动物的（　　）不得擅自抛弃。

A. 尸体　　　　B. 排泄物　　　　C. 铺垫材料　　　D. 其他废弃物

三、判断题

1. 需入境检疫的船舶，夜间在明显处所悬挂红红白红灯四盏灯号，表示本船没有染疫，请发给入境检疫证。（　　）

2. 出入境列车的检疫申报由列车长向检验检疫机构办理。（　　）

3. 入境车辆，不论是否来自动植物疫区，均在入境口岸由检验检疫机构作防疫消毒处理。（　　）

4. 进境检疫时发现运输工具中装有我国规定禁止或限制进境的物品，应予没收。（　　）

5. 装载入境动物的运输工具，无论是否来自动植物疫区，在入境口岸均应实施动植物检疫。（　　）

6. 装载非法定商品的集装箱在入境时，是不用接受检验检疫的。（　　）

7. 入境装载动植物、动植物产品和其他检验检疫物的，以及箱内带有植物性包装物或铺垫材料的集装箱，应实施动植物检疫。（　　）

8. 入境的集装箱可直接运送到目的地，在目的地向所辖检验检疫局报检，并经其许可提运或拆箱。（　　）

9. 集装箱在入境前，承运人、货主和其他代理人向检验检疫机构报检，在集装箱到达口岸后，就可随时提运或拆箱。（　　）

10. 入境的集装箱和货物在入境口岸结关的，报检员可在入境口岸检验检疫机关报检，也可申请到货物目的地的检验检疫机构报检。（　　）

四、简述题

1. 简述出入境集装箱报检的范围。

2. 简述入境船舶的检验检疫方式及其适用的范围。

3. 出入境检验检疫机构对出入境飞机的报检有何规定？

第六章　出入境人员的卫生检疫

关键术语

出入境人员　卫生检疫　健康检查　预防接种

学习目标

● 了解我国出入境人员报检的目的
● 熟悉我国出入境人员报检的基本要求
● 掌握我国出入境人员报检的基本操作规范

为了防止传染病由国外传入和国内传出，保障人民身体健康，根据我国《国际卫生条例》、《国境卫生检疫法》及其实施细则、《食品安全法》和《传染病防治法》等法律规定，检验检疫机构对进出境人员实施卫生检疫、健康检查和预防接种。

第一节　出入境人员健康检查

一、健康检查对象

应接受健康检查的出入境人员包括：

1. 申请出国或出境一年以上的中国籍公民；
2. 在境外居住 3 个月以上的中国籍回国人员；
3. 来华工作或居留一年以上的外籍人员；
4. 国际交通工具上的中国籍员工。

二、健康检查的重点项目

（一）中国籍出境人员

1. 重点检查检疫传染病，监测传染病。

2. 还应根据去往国家疾病控制要求、职业特定及健康标准，重点检查有关项目，增加必要的检查项目。

（二）回国人员

除按照国际旅行人员健康记录表中的各项内容检查外，重点应进行艾滋病抗体监测、梅毒等性病的监测。同时根据国际疫情的变化，增加必要的检查项目。

（三）来华外籍人员

验证外国签发的健康检查证明，对可疑项目进行复查，对项目不全的进行补项。其重点检查项目是检疫传染病，监测传染病和外国人禁止入境的严重精神病、传染性肺结核病或者可能对公共卫生造成重大危害的其他传染病。

第二节　出入境人员检疫申报

一、入境人员检疫申报

出入境人员检疫是通过检疫查验发现染疫人和染疫嫌疑人，给予隔离、留验、就地诊验和必要的卫生处理，从而达到控制传染病源，切断传播途径，防止传染病传入或传出的目的。

受检疫的入境人员，必须根据检疫医师的要求，如实填写"入境检疫申明卡"，出示某种有效的传染病预防接种证书、健康证明或者其他有关证件。

入境人员检疫申报的内容有：

1. 精神病、艾滋病（含病毒感染者）、性病、肺结核等疾病；

2. 发烧、皮疹、黄疸、腹泻、呕吐等症状；

3. 随身携带的生物制品、血液制品等特殊物品；

4. 来自黄热病疫区的旅客应出示黄热病预防接种证书。

二、出境人员检疫申报

受检疫的出境人员，必须根据检疫医师的要求，如实填写健康申明卡，出示某种有效的传染病预防接种证书、健康证明或者其他有关证件。

出境一年以上的中国公民应出示"国际旅行健康证书"，前往黄热病疫区的中国籍旅客应出示黄热病接种证书。

　　检疫人员对所有出境人员进行医学观察，阻止染疫人和染疫嫌疑人出境，并根据需要提供健康咨询服务。

第三节　出入境人员的检疫程序

一、中国国内公民出入境卫生检疫程序

　　1. 经批准出国一年以上的各类出国人员，出国前须到中国检验检疫机构所下属的国际旅行卫生保健中心（以下简称保健中心）接受健康检查、预防接种，领取"国际旅行健康检查证明书"（以下简称健康证明书），出境时须向中国检验检疫机构出示，方能出境。中国出入境管理机关凭中国检验检疫机构签发的健康证明书办理出境手续。对未办好上述手续者，检验检疫机构视情况可以阻止其出境。

　　2. 在国外居住 3 个月以上的国内公民回国，入境后须到就近的保健中心接受健康检查，领取健康证明书，居住所在地公安机关予以协助，并凭健康证明书办理有关手续。

　　3. 出境人员为保障自己的身体健康和出行方便，最好到保健中心接受国际旅行卫生保健咨询（也可电话咨询），以了解我国和前往国家（或地区）在体检和预防接种方面的相关要求，特别是前往国家（或地区）的疾病流行状况和应采取的相关保健措施。对于法定体检和预防接种对象，必须办理并领取"国际旅行健康检查证明书"和（或）"国际预防接种证书"，方能出境。

　　4. 根据世界各国（地区）有关部门要求，在办理儿童入托、入学和买保险等项手续时，都应提供预防接种记录。保健中心将根据各国要求，给予办理补充预防接种和预防接种记录翻译等项手续。对持外国预防接种表格的人员，保健中心将根据前往国家要求提供预防接种，签发各国预防接种表格。

　　5. 持有各国所签发的体检表格的出国人员，可持体检表格在保健中心接受健康检查。保健中心将根据所持体检表格的要求增加体检项目，并签发各国体检表格。

二、外籍境外入境人员出入境检疫程序

（一）外籍人员出入境卫生检疫

1. 来中国定居或居留一年（或来华留学一学年）或一年以上的外籍人员，

须在入境后 1 个月内到中国检验检疫机构下属的保健中心接受健康检查，领取健康证明书，方能办理居留居住及劳动就业的申请手续。

2. 未取得居留证件的外国人和来中国留学的外籍人，或已取得居留证件，并在我国任职，从事聘用单位以外工作的外籍人员申请就业时，必须持有中国检验检疫机关签发的健康证明书，方能到劳动就业管理机构办理就业申请手续。

3. 中国检验检疫机构应当阻止患有严重精神病、传染性肺结核病或者可能对公共卫生造成重大危害的其他传染病的外国人入境。

（二）华人华侨出入境卫生检疫

1. 经批准回国定居或工作的华侨和港、澳、台同胞入境后，必须到中国检验检疫机构下属的保健中心接受健康检查，领取健康证明书，公安机关凭健康证明书办理有关手续。

2. 台商申请办理多次入出境签注、暂住加注时，须交验由中国检验检疫机构签发的健康证明书。

3. 定居国外及港、澳、台的中国公民回国内就业的，必须持有中国检验检疫机构签发的健康证明书，方能到劳动就业管理机构办理就业申请手续。

第四节 国际预防接种

预防接种是指运用免疫学的原理，将相应的生物制品（抗原或抗体）通过适宜的途径接种于易感者机体，使其发生免疫反应，从而产生对疾病的特异抵抗力，提高人群免疫水平，达到预防相应传染病的发生目的，这样的人工免疫方法称之为预防接种。

预防接种的途径和方法主要有 4 种，分别是：（1）皮上划痕；（2）注射，包括皮下、皮内、肌肉注射；（3）口服；（4）喷雾吸入。

一、预防接种的主要对象

1. 中国籍出入境人员；
2. 外国籍人员；
3. 国际海员和其他途经国际口岸的交通工具上的员工；
4. 边境口岸有关人员。

二、预防接种项目

1. 世界卫生组织和《国际卫生条例》有关规定确定的预防接种项目。黄

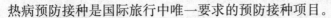

热病预防接种是国际旅行中唯一要求的预防接种项目。

2. 推荐接种项目。

3. 申请人自愿要求的接种项目。

三、预防接种禁忌证明

由于所患疾病为需要接种疫苗的禁忌症，经申请人申请及提供有关的疾病诊断证明，检验检疫机构将给予签发"预防接种禁忌证明"。

"预防接种禁忌证明"是签发给患有不宜进行预防接种的严重疾病的旅行者的一种证书。

第五节　国境口岸及交通工具食品从业人员体检

一、体检对象

1. 包括国境口岸食品、饮用水从业人员。

2. 交通工具食品从业人员必须每年申办一次健康体检，获得食品饮用水从业人员健康证后才能从事工作。

二、体检重点项目

国境口岸及交通工具食品从业人员体检包括 5 个方面的内容：

1. X 射线胸部透视或拍片（视情况而定）；

2. 血清学检查（肝功、乙肝表面抗原）；

3. 粪便培养（痢疾、伤寒、霍乱、致病性大肠杆菌等肠道性传染病）；

4. 皮肤检查（皮肤病）；

5. 其他常规检查。

对体检合格者签发"食品饮用水从业人员健康证书"，该证书的有效期为 12 个月。

经体检，不予签发"食品饮用水从业人员健康证书"的情形有：

（1）肠道传染病或病原携带者；

（2）活动性肺结核；

（3）化脓性或渗出性皮肤病；

（4）肝炎表面抗原阳性者。

第六节　出入境人员卫生检疫所需单证

出入境人员如在国外已接受健康检查，可交验所在国公立医院或经过所在国公证机关公证的私立医院的健康证明记录，并在中国驻外领使馆认证。证明自签发之日起 6 个月内有效。健康证明记录应包括国际检疫传染病和性病、艾滋病、麻风病、开放性肺结核、精神病及"外籍、港、澳、台人员体格检查记录"表中所规定的检查项目。交验健康证明记录的外籍、境外人员、本人应持健康证明书正本、护照、护照复印件一份到保健中心办理验证手续。对符合规定的健康证明记录，在 3 个工作日内办理完验证手续，领取"验证证明书"办理有关手续。

办理健康证明书时，外籍人员需携带护照及复印件一份（需复印护照的个人资料及签证页）、近照免冠 2 寸彩色相片 2 张，港、澳人员需带回乡证及复印件一份（需复印回乡证的个人资料页）、近照免冠 2 寸彩色相片 2 张，台湾人员需带台胞证及复印件一份（需复印台胞证的个人资料页）、近照免冠 2 寸彩色相片 2 张。

 复习思考题

一、单项选择题

1. 受检疫的入境人员，在入境前必须如实填写（　　　），并向检验检疫机关出示某种有效的传染病预防接种证书、健康证明或者其他有关证件。

A. 航海健康申报书　　　　　　　B. 入境检疫申明卡

C. 就地诊验申请书　　　　　　　D. 入境随身携带物品清单

2. 对接受入境检疫并来自检疫传染病和监测传染病疫区的人员，检疫人员可以根据流行病学和医学检查的结果，发给其（　　　）。

A. 临床医学检测报告　　　　　　B. 就地诊验方便卡

C. 流行病学观察通知书　　　　　D. 治疗和预防疾病的药物

3. 国际旅行者必须实施预防接种的项目是（　　　）。

A. 霍乱的预防接种　　　　　　　B. 鼠疫的预防接种

C. 流感的预防接种　　　　　　　D. 黄热病预防接种

二、多项选择题

1. 入境人员检疫申报的内容包括（　　　）等内容。

A. 艾滋病（含病毒感染者）　　　　B. 精神病

C. 性病　　　　　　　　　　　　　D. 麻风病

2. 有下列情况之一的，要在出入境时，接受健康检查。（　　）

A. 申请出国或出境一年以上的中国籍公民

B. 在境外居住 3 个月以上的中国籍回国人员

C. 来华工作或居留一年以上的外籍人员

D. 国际交通工具上的中国籍员工

3. 食品饮用水从业人员有下列情形之一的，不能从事现在的工作，并调离工作岗位。（　　）

A. 患有肠道传染病或病原携带者　　B. 患有活动性肺结核者

C. 患有化脓性或渗出性皮肤病者　　D. 乙肝表面抗原阳性者

三、判断题

1. 申请出国的中国籍人员，出境半年以上的就必须接受健康检查。（　　）

2. 在境外居住 6 个月以上的中国籍回国人员，应在入境口岸接受健康检查。（　　）

3. 来华工作或居留 6 个月以上的外籍人员，应在入境口岸接受健康检查。（　　）

4. 巴拿马籍国际航行的船舶，在出境检疫时，中国籍员工不用向检验检疫机构提供健康证明。（　　）

四、简述题

1. 简述出入境人员健康检查的对象。

2. 出入境人员进行健康检查的项目有哪些？

3. 简述国际预防接种的对象。

4. 国境口岸及交通工具食品从业人员体检的项目有哪些？

第七章　出入境旅客携带物、快件的检验检疫

关键术语

　　出入境旅客　携带物　快件　检验检疫

第一节　出入境旅客携带物的检验检疫

一、出入境旅客携带物的含义

　　出入境旅客携带物是指出入境的旅客（包括交通员工和享有外交、领事特权与豁免权的人员）携带或随所搭乘的车、船、航空器等交通工具托运的物品。

二、出入境旅客携带物的检验检疫范围

出入境旅客所携带的物品中，属于特殊物品（包括微生物、人体组织、生物制品、血液及其制品）、骸骨、骨灰、废旧物品和可能传播传染病的物品以及动植物、动植物产品和其他检疫物的，检验检疫机构在出入境港口、机场、车站和边境通道（海关旅客检查厅或过境关卡）等场所对其实施的检验检疫，以现场检疫为主，其他检疫手段为辅。

三、出入境旅客携带物的检疫审批

携带用于人体的特殊物品出入境的，必须事先向出入境口岸所在地直属检验检疫局申请办理检疫审批。携带植物种子、种苗及其他繁殖材料进境的，必须事先提出申请，办理检疫审批手续。因特殊情况无法事先办理的，应当限期在口岸补办检疫审批手续。办理审批手续后，须在进境口岸所在地直属检验检疫局备案。因科学研究等特殊需要携带禁止携带进境物的，必须提前向国家质量监督检验检疫总局或相关行政主管部门申请办理检疫特许审批。

四、检疫程序

口岸检验检疫机构受理申报后，对所申报的内容和相关材料进行物证审核。对于国家规定允许携带并且数量在合理范围之内的携带物以现场检疫为主，经现场检疫未发现病虫害的，随检随放，不签发证单；现场检疫不能得出结果的，需要做实验室检验以及现场检疫认为必须作除害处理的，则作截留处理，检疫人员签发"出入境人员携带物留检/处凭证"交给物主，经检疫合格或除害处理后放行，通知物主领回。

携带入境的动物、动物产品和其他检疫物，经检疫合格或除害处理后合格的，允许携带入境；检验检疫不合格又无有效办法处理或经除害处理后不合格的，作限期退回或销毁处理，并由口岸检验检疫机构签发"出入境人员携带物留检/处理凭证"。

禁止携带《中华人民共和国进境植物检疫禁止进境物名录》、《中华人民共和国禁止携带、邮寄进境的动物、动物产品及其他检疫物名录》中所列的各物和国家禁止进口的废旧服装、废旧麻袋、血液、血液制品（除人血清白蛋白外）及国家规定禁止入境的其他检疫物入境。携带国家禁止携带进境物进境的，作退回或者销毁处理。

出入境人员携带的特殊物品，经检验检疫合格后予以放行；骸骨、骨灰经检疫合格后签发"尸体/棺柩/骸骨、骨灰出入境移运许可证"或"尸体/棺

枢/骸骨/骨灰出入境许可证"予以放行；不合格者则作卫生处理或予以退回。携带出境的动植物、动植物产品和其他检疫物，物主有要求的，检验检疫机构实施检疫。检疫合格的，签发检疫证书。

相关链接

旅客携带物检验检疫名录

一、特殊物品

（一）微生物类

1. 病毒、细菌、真菌等医学微生物的菌种、毒种和培养物等；

2. 医用抗菌素菌种；

3. 食用菌及菌种。

（二）生物制品类

1. 各种菌苗、疫苗；

2. 抗菌素、干扰素、单克隆抗体、酶制剂和各种检验诊断用试剂盒。

（三）人体组织

指离体活组织、器官、人胚活细胞等。

（四）血液及其制品

指全血、血浆、血清、白蛋白、球蛋白、血小板、纤维蛋白和血液因子制剂等。

我国已宣布禁止进口的血液制品：

（1）血浆；（2）球蛋白；（3）白蛋白；（4）因子Ⅷ制剂；（5）因子Ⅸ制剂；（6）纤维蛋白原；（7）浓缩血小板。

特殊物品必须检疫申报、检验检疫、审批——特殊物品审批单（局一级有权审批，严格控制的特殊物品必须国家局审批）、放行。

二、尸体、棺枢

（一）申报检疫

1. 能证明死者身份和死亡原因的有关证件（如护照、身份证、通行证，或律师或福利慈善机构签发的证明文件等）。

2. 起运地公立医院签发的死亡诊断书或行政当局签发的死亡注册证，以证明死者姓名、性别、年龄、国籍、住址、死亡原因、死亡日期等资料。

3. 尸体、棺枢经过有关部门进行防腐、消毒和除虫等处理的证书或证明。

4. 当地行政当局签发的尸体、棺椁移运许可证。

5. 目的地行政当局签发的允许安葬许可证或国家指定的涉外殡仪部门出具的相关证明。

（二）现场检验检疫

（三）检疫放行符合要求者，签发"尸体、棺椁出入境许可证"方准出/入境

三、骸骨、骨灰

（一）申报检疫

1. 出示证明死者身份、死因和死亡日期的有关证件，若死亡时间太长而不能出示死因和日期的证明文件的，应由地方政府机关（或公证机关）出具相关证明材料。

2. 当地行政当局签发的骸骨、骨灰移运许可证。

3. 目的地行政当局签发的允许安葬许可证或国家指定的涉外殡仪部门出具的相关证明。

4. 骸骨、骨灰经过有关部门进行防腐、消毒和除虫等处理的证书或证明。

（二）现场检验检疫

1. 核查资料；

2. 卫生学检查不带未完全腐败的肌腱、无不良气味、未发现昆虫或其他寄生物、焚烧程度；

3. 包装容器坚固、严密。

（三）检疫放行

符合要求者，签发"骸骨、骨灰出入境许可证"方准出/入境。

四、禁止携带、邮寄进境的动植物及其产品名录[①]

（一）动物及动物产品类

1. 活动物（犬、猫除外[②]），包括所有的哺乳动物、鸟类、鱼类、两栖类、爬行类、昆虫类和其他无脊椎动物，动物遗传物质。

2. （生或熟）肉类（含脏器类）及其制品；水生动物产品。

3. 动物源性奶及奶制品，包括生奶、鲜奶、酸奶，动物源性的奶油、黄油、奶酪等奶类产品。

4. 蛋及其制品，包括鲜蛋、皮蛋、咸蛋、蛋液、蛋壳、蛋黄酱等蛋源产品。

5. 燕窝（罐头装燕窝除外）。

6. 油脂类，皮张、毛类，蹄、骨、角类及其制品。

7. 动物源性饲料（含肉粉、骨粉、鱼粉、乳清粉、血粉等单一饲料）、动物源性中药材、动物源性肥料。

（二）植物及植物产品类

1. 新鲜水果、蔬菜。

2. 烟叶（不含烟丝）。

3. 种子（苗）、苗木及其他具有繁殖能力的植物材料。

4. 有机栽培介质。

（三）其他检疫物类

1. 菌种、毒种等动植物病原体，害虫及其他有害生物，细胞、器官组织、血液及其制品等生物材料。

2. 动物尸体、动物标本、动物源性废弃物。

3. 土壤。

4. 转基因生物材料。

5. 国家禁止进境的其他动植物、动植物产品和其他检疫物。

注：①通过携带或邮寄方式进境的动植物及其产品和其他检疫物，经国家有关行政主管部门审批许可，并具有输出国家或地区官方机构出具的检疫证书，不受此名录的限制。

②具有输出国家或地区官方机构出具的动物检疫证书和疫苗接种证书的犬、猫等宠物，每人仅限一只。

第二节 出入境旅客携带伴侣动物的检验检疫

为了防止狂犬病等恶性传染病传入我国，保障农、牧业生产和人体健康，根据《中华人民共和国进出境动植物检疫法》和《中华人民共和国海关法》的规定，农业部和海关总署制定了《旅客携带伴侣动物的管理规定》。

一、出入境旅客携带伴侣动物的检疫申报要求

旅客携带伴侣犬、猫入境，每人限一只。旅客携带伴侣犬、猫入境，须持有输出国（或地区）官方兽医检疫机关出具的检疫证书和狂犬病免疫证书向海关申报，并由海关通知口岸检验检疫机构对旅客所携带的动物实施隔离检疫。没有上述证书者，一律不准携带伴侣犬、猫入境。

旅客携带伴侣动物出境的，旅客在离境前，需持家庭所在地县级以上兽医卫生防疫站出具的动物健康证书及狂犬病疫苗接种证书到离境口岸检验检

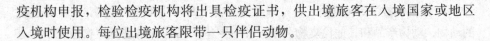

疫机构申报，检验检疫机构将出具检疫证书，供出境旅客在入境国家或地区入境时使用。每位出境旅客限带一只伴侣动物。

二、出入境旅客携带伴侣动物的检疫程序

入境口岸检验检疫机构对有关伴侣犬、猫在指定场所进行为期 30 天的隔离检疫。经检疫合格的犬、猫，凭口岸检验检疫机构签发的检疫证书准予进境；检疫不合格的由检验检疫机构按有关规定处理。

隔离检疫期内有关伴侣犬、猫的饲养管理由物主负责，或由物主委托口岸检验检疫机构代理负责。检疫、饲养管理等所涉费用，由物主向检验检疫机构缴纳。

旅客申报携带进境伴侣犬、猫不能交验输出国（或地区）官方出具的检疫证书和狂犬病免疫证书或超出规定限量的，海关通知口岸检验检疫机构将有关犬、猫暂扣。旅客应在口岸检验检疫机构规定的期限内办理退运境外手续。逾期未办理或旅客声明自动放弃的，视同无人认领，由口岸检验检疫机构进行检疫处理。

第三节 出入境邮寄物的检验检疫

一、出入境邮寄物的定义

出入境邮寄物是指通过国家、地区邮政运递渠道，以各种运输方式运递出入境的各类物品，主要包括普通邮寄包裹物品、特快专递物品、邮政快件物品以及国际邮车专列物品。

二、出入境邮寄物检验检疫的范围

对出入境邮寄物的检验检疫监管，其业务范围主要包括以下几个方面：

1. 来自疫区的、被检疫传染病污染的或可能成为检疫传染病传播媒介的邮寄物。

2. 入境的动植物、动植物产品及其他检疫物。

3. 出入境的微生物、人体组织、生物制品、血液及其制品等特殊物品。

4. 入境邮寄物所使用或携带的植物性包装物、铺垫材料。

5. 其他法律、法规以及国际条约规定，需实施检验检疫的物品。

三、出入境邮寄物检疫审批

邮寄物属于下列情况之一的，必须向国家有关部门办理有关手续并获取相关审批文件：

1. 因科研教学等特殊需要，邮寄入境《中华人民共和国禁止携带、邮寄进境的动物、动物产品和其他检疫物名录》和《中华人民共和国进境植物检疫禁止进境物名录》所列物品的，必须提供国家质检总局签发的特许检疫审批许可证。

2. 邮寄入境植物种子、苗木及其他繁殖材料的，必须提供国家质检总局以及国家农、林业主管部门签发的检疫审批许可证，因特殊情况无法事先办理的，收件人应向口岸所在地直属检验检疫机构申请补办检疫审批许可手续。

3. 邮寄微生物、人体组织、生物制品、血液及其制品等特殊物品出入境的，必须向进出境口岸所在地或产地直属检验检疫局申请办理检疫审批手续。

4. 邮寄《中华人民共和国禁止携带、邮寄进境的动物、动物产品和其他检疫物名录》、《中华人民共和国进境植物检疫禁止进境物名录》以外的动物产品以及粮食等植物产品入境的，必须到国家质检总局或其授权的进境口岸所在地直属检验检疫机构办理检疫审批手续，经许可并检疫合格后方可入境。

5. 邮寄属于《实施检验检疫的进出境商品目录》内的商品、许可证制度管理的出入境物品或须加贴检验检疫标志方可入境的物品，须提供相应的证明文件，或向口岸所在地直属检验检疫机构申请登记备案，并补办有关手续。

四、出入境邮寄物检验检疫处理

（一）入境邮寄物

1. 经现场检验检疫合格的，在邮包上加盖检验检疫印章，予以放行。

2. 对须办理检疫审批手续的，收件人应在限期内到检验检疫机构申请补办审批手续。补办手续后并经检疫合格或经处理合格的，予以放行；逾期未办理相关手续或经检疫（处理）不合格的，作退回或销毁处理。

3. 对需送实验室检验检疫的，根据实验室检验检疫结果，结合现场检验检疫情况确定作放行、退回或销毁处理。

4. 对截留暂扣邮寄物，确因科研、教学等特殊原因需要入境的，收件人可在限期内向国家质检总局申请特许审批手续。逾期未办理手续者，作退回或销毁处理。

5. 对来自检疫传染病和监测传染病疫区的，有腐败变质食品或物品的，携带病媒昆虫、啮齿动物的，有废旧物品或有碍公共卫生物品的以及发现检疫性病虫害的邮寄物，进行卫生除害处理，出具"检验检疫处理通知书"，并分情况作如下处理：

（1）能进行有效卫生除害处理，处理后经处理复检合格的，在邮寄物上加盖检验检疫印章，予以放行。

（2）无有效卫生除害处理方法，但包装完好且传播传染病、危险性病虫害可能性不大的，作退回处理；对包装不牢固，具有传播传染病、危险性病虫害可能性的，作截留或销毁处理。

6. 进境邮寄物所使用的木质包装物、铺垫材料，参照普通进境货物木质包装物的检疫处理方法进行处理。

7. 对属于许可证制度管理的出入境物品，无法提供相关许可证的，不得出入境。

（二）出境邮寄物

1. 经检验检疫合格或经检验检疫处理合格的出境邮寄物，根据检疫要求出具相关检疫证书。

2. 经检验检疫不合格且无有效除害处理方法的，作换货处理或退回寄件人。

（三）国际邮车专列

1. 经查验符合检验检疫要求的，签发"运输工具检疫证书"后予以放行。

2. 对来自检疫疫情传染病疫区、动植物传染病爆发流行地区的邮寄物，经消毒除害处理合格后予以放行。

第四节　出入境快件的检验检疫

一、出入境快件的概念

出入境快件，是国际特快专递邮件的简称，是指在特定的时间内，由特定的运营企业以"门对门"的方式承运出入境快递货物和物品，一般有重量、体积的限制。随着国际贸易的发展，这种方式的使用越来越多，因为通过快件方式承运的出入境货物虽然费用比传统运输方式要高，但所需时间较短、效率较高。

二、出入境快件的检验检疫范围

适用于依法经营出入境快件的企业（以下简称快件运营人），在特定时间内以快速的商业运输方式承运的出入境货物和物品的出入境检验检疫。

三、出入境快件的报检

（一）报检时限

1. 入境快件的申报及卫生处理应当在入境快件到达海关监管区之前完成，入境快件的报检手续应当在申报海关前完成；

2. 出境快件应当在其运输工具离境 4 小时前完成报检手续，如需核查货证时，核查货证工作应在其运输工具离境前完成。

（二）入境申报

检验检疫工作人员利用计算机审核系统或人工审核相结合的方式，审核快件运营人在运输工具到达前通过电子数据交换（EDI）或人工方式提供给检验检疫部门的快件总清单，完成审单工作，并反馈相应指令（放行非应施检的快件、标明应施检快件）给快件运营人。

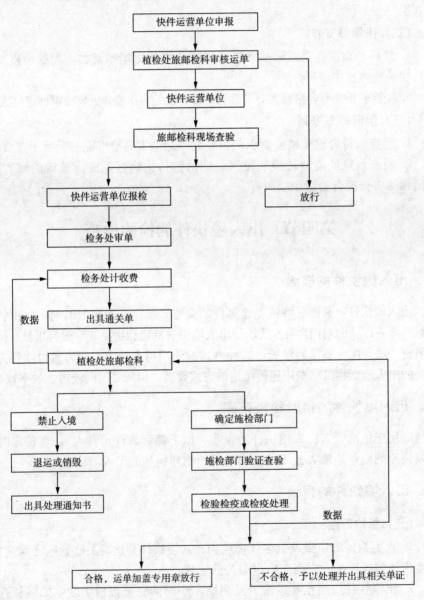

图 7-1　入境快件检验检疫工作流程图

第七章　出入境旅客携带物、快件的检验检疫

（三）出境报检

快件运营人、收件人或代理公司按照报检规定通过电子报检方式办理出境报检手续。检验检疫机构按照规定受理报检。

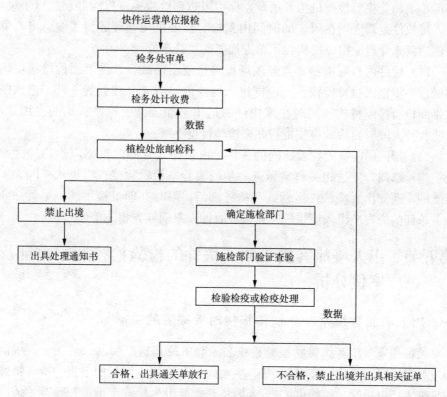

图 7-2　出境快件检验检疫工作流程图

（四）检验检疫

1. 各施检部门在接到入境快件检验检疫数据及报检单后，应及时派员实施检验检疫。

2. 入境快件的检验检疫应以现场检验检疫为主，特殊情况的可取样送实验室检验检疫。

3. 执行现场检验检疫的人员，在经海关查验后或与海关查验的同时，对入境快件进行查验。

4. 对不需进入 CIQ2000 系统的快件：

（1）查验时应逐件核对快件上的运单。对可能装有应检物的快件重点查验。必要时，在指定的房间内拆包查验，以防危险性有害生物飞逸。拆包时应与出入境快件运营人员双方共同拆包。

（2）拆包后无应检物的，回封并加贴检验检疫机构封识和加盖检验检疫放行章，以示经过检验检疫，交快件运营人运递。

（3）快件内有应检物，并经现场检验检疫合格可以放行的，快件回封后，在运单上加盖检验检疫机构专用章，标明限时到检验检疫机构办理放行手续，出入境快件运营人须在限定的时间内到检验检疫机构办理放行手续。出入境快件运营人凭检验检疫机构在运单上加盖的放行章放行或运递。

（4）快件内有应检物，且经现场检验检疫不能放行，须带回检验检疫机构做进一步室内检验检疫的，应同出入境快件运营人办理会签手续，把该快件带回检验检疫机构。同时在该快件的运单上加盖检验检疫机构的专用章，标明收件人限时到检验检疫机构办理检验检疫手续。

（5）带回的需室内检验检疫的快件，由快件专管部门根据应检物的种类确定施检部门，并送相关科室做进一步的实验室检验检疫；需进入 CIQ2000 系统的，通知出入境快件运营人和检务部门，限时办理报检手续；需要补办有关单证的应责成出入境快件运营人或收件人限期补齐相关单证。

第五节　出入境旅客携带物、快件的检验检疫所需单证及案例分析

一、出入境旅客携带物、快件报检时应提供的单据

携带列入《旅客携带物检验检疫名录》中所列检疫物品入境的，入境前必须如实填写"入境检疫申明卡"，主动向口岸检验检疫机构申报。携带特殊物品出入境申报时，须提供"出/入境特殊物品卫生检疫审批单"和有关传染病病原体检验单证。出入境人员携带骸骨或骨灰报检的，须提交境外公证机构出具的公证书、死亡医学证明书、出境许可证和原墓葬地点证明等相关资料。携带或托运植物种子、苗木及其他植物繁殖材料进境申报，须提供经进境口岸直属检验检疫局备案的"进境种子、苗木检疫审批单"或"进境林木种子、苗木和其他繁殖材料检疫审批单"。申报需特许检疫审批的禁止进境物时，须提供国家质检总局出具的"进境动植物特许检疫许可证"。

二、出入境邮寄物报检时应提供的单据

出入境邮寄物品由邮寄物运营人，如邮政部门、邮政速递公司等，向检验检疫机关集中申报，并附出入境邮寄物清单。清单的内容主要包括：日期、编号、品名、数（重）量、寄件地、收件地、收件人、寄件人等。

检验检疫人员审核邮寄物清单。对需办理审批手续和属许可证管理的邮

寄物，报检人应提供合同、发票以及相应的检疫许可证、卫生检疫审批单、标签审核证明或"CCC"强制性认证、出口质量许可证等单证，核实无误后，方可受理报检，同时按规定计收费。

三、出入境快件报检应提供的单据

（一）一般单证

在接受报检时，应要求报检人提供报检单、每一快件的分运单等有关单证；必要时，需另提供报关单、发票、提单、装箱单等单证。所有纸质单证不得使用热感传真纸。

（二）特殊单证

属于下列情形之一的，还要求报检人提供有关文件：

1. 输入动物、动物产品、植物种子、种苗及其他繁殖材料的应提供相应的检疫审批许可证和检疫证明；

2. 因科研等特殊需要，输入禁止进境物的，应提供国家质检总局签发的特许审批证明；

3. 属于微生物、人体组织、生物制品、血液及其制品等特殊物品的，应提供有关部门的审批文件；

4. 属于实施进口安全质量许可制度、国家施行民用商品出入境验证制度和卫生注册登记制度管理的，应提供有关证明；

5. 其他法律法规或者有关国际条约、双边协议规定的，应提供相应的审批证明文件；

6. C类快件，应提供相关的证明文件。

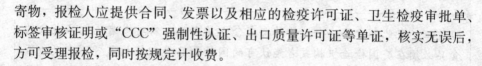

相关链接

邮寄月饼留心国外限制

中秋佳节临近，厦门检验检疫局提醒广大市民，向国外邮寄月饼要事先了解寄达国的有关规定，以免月饼被扣押、退回或销毁，造成不必要的损失。

据厦门检验检疫局介绍，国外的检验检疫机构对邮寄入境的食品监管非常严格，尤其带有馅料的食品更是入境监管的重点。一些国家如印度、德国、丹麦、法国等，禁止邮寄月饼入境。即使接受邮寄月饼入境的国家也有不同的规定。日本、西班牙等国对月饼的重量有明确规定。澳大利亚则要求月饼馅料不能含有蛋、肉类。欧盟对含有干果类的月饼中黄曲霉毒素B1的要求远高于中国要求标准。而美国则取消了所有的家禽类产品进口凭证，农业部食品安全检验局要求含少量肉类、禽类或者蛋制品成分的食品必须在美国检验机构或者经认可的国外食品管理机构监督下生产，否则不能进入美国，同时寄件人必须预先在美国食品与药品管理局注册及申报。

　　根据我国相关规定，向境外邮寄月饼时，寄件人必须声明"干货，包装保存完好的食品"。邮寄批量月饼，须提供由检验检疫部门签发的原产地证明文件和食品卫生注册证书，且包装必须完好、不易腐坏，有效期超过一个月等。为了让对方收到国内寄出的月饼，市民要选择知名厂家生产的、质量有保证的月饼，这样才能闯过重重关卡。另外，要注意月饼的保质期，把邮程考虑进去。不要邮寄含酒水类或酥皮月饼，因为经过旅途的震荡，月饼很容易腐坏破碎。

　　澳大利亚：只接受私人互寄的礼品类月饼，要详细写明收件人、寄件人的地址，且月饼馅料不能含有蛋、肉类。

　　新西兰：只接受私人互寄的礼品类月饼，月饼馅料不能含有蜂蜜。

　　马来西亚、印尼等国家：月饼馅料中不能含有猪肉成分等。

　　日本：月饼超过5公斤，须提供动植物检疫证明、原产地证明文件。

　　中南美国家：寄往中南美国家的月饼，需经美国中转，寄件人需提前在美国FDA注册。

　　资料来源：http://www.xmciq.gov.cn/zwgk/xxc/jyjyxw/200909/t20090917_25553.htm，2009年10月7日

 复习思考题

一、单项选择题

　　1. 因科研、教学等特殊原因，需邮寄进境《中华人民共和国禁止携带、邮寄进境的动物、动物产品和其他检疫物名录》和《中华人民共和国进境植物检疫禁止进境名录》的邮寄物，收件人须事先按照有关规定向（　　）申请办理特许审批手续。

　　A. 卫生部　　　　　　　　B. 国家质检总局

　　C. 林业部　　　　　　　　D. 农业部

　　2. 入境旅客携带动物伴侣犬、猫入境时，应在检验检疫机关的指定场所实施为期（　　）天的隔离检疫。

A. 15　　　　B. 20　　　　C. 25　　　　D. 30

3. 申报需特许检疫审批的禁止进境物时，须提供（　　）出具的"进境动植物特许检疫许可证"。

A. 卫生部　　　　　　　　　B. 国家质检总局

C. 林业部　　　　　　　　　D. 进境口岸直属检验检疫局

二、多项选择题

1. 下列哪些物品在旅客入境时是要接受检验检疫的？（　　）

A. 微生物和生物制品　　　　B. 废旧物品和骨灰

C. 可能传播传染病的行李物品　　D. 动植物和动植物产品

2. 出入境旅客在口岸接受检疫时，所携带的（　　）物品是必须接受检验检疫的。

A. 血液及其制品等特殊

B. 人体组织

C. 骸骨以及来自疫区的其他检疫物

D. 可能被传染病污染的

3. 入境旅客携带的（　　），必须提前向检验检疫机关申报，办理检疫审批手续。

A. 植物种子　　　　　　　　B. 动物

C. 电子产品　　　　　　　　D. 种苗及其他繁殖材料

4. 入境旅客携带的（　　）等特殊物品进境时，必须事先向检验检疫机关申报，办理检疫审批手续。

A. 微生物　　　　　　　　　B. 人体组织

C. 生物制品　　　　　　　　D. 血液及其制品

5. 出入境人员携带骸骨或骨灰申报时，须提交境外公证机构出具的哪些证明材料？（　　）

A. 死亡医学证明书　　　　　B. 公证书

C. 入/出境许可证　　　　　　D. 原墓葬地点证明

6. 出入境人员携带的骸骨、骨灰经检疫不合格者，检验检疫机关应将其作（　　）。

A. 熏蒸处理　　　　　　　　B. 除害处理

C. 卫生处理　　　　　　　　D. 退回处理

7. 入境旅客携带动物伴侣入境的，向海关申报时，应提供动物的（　　）证明。

A. 动物喂养饲料清单

B. 输出国（或地区）官方兽医检疫机关出具的检疫证书

C. 动物狂犬病免疫证书

D. 动物注册登记证

8. 出境旅客在携带伴侣动物出境时，应向离境口岸检验检疫机构出示（　　）证书。

A. 动物健康　　　　　　　　　　B. 动物出生证明

C. 狂犬病疫苗接种　　　　　　　D. 动物注册登记证

9. 进境邮寄物作退回或销毁处理的情况有（　　　）。

A.《中华人民共和国国家质量监督检验检疫总局公告》规定禁止邮寄进境的

B. 证单不全的

C. 在限期内未办理检疫审批或报检手续的

D. 经检疫不合格又无有效处理方法的

10. 携带进境的动物、动物产品和其他检疫物，经检验检疫不合格又无有效办法处理的，或经除害处理后仍不合格的，可以作（　　　）处理。

A. 退回　　　　B. 销毁　　　　C. 重新检疫　　　D. 都不是

11. 对出入境国际邮寄物的检验检疫范围是（　　　）。

A. 动植物和动植物产品

B. 可能被传染病病原体污染的

C. 特殊物品

D. 须实施检疫的其他国际邮寄物品

12. 出入境的邮寄物属于《中华人民共和国进境植物检疫禁止进境名录》外的植物繁殖材料的，收件人须事先按照有关规定向（　　）申请办理审批手续。办理审批手续后，须在进境口岸所在地直属检验检疫局备案。

A. 林业部　　　　B. 农业部　　　　C. 省林业厅　　　　D. 省农业厅

13. 进境动植物产品邮寄物需要办理审批手续的，收件人须事先向（　　　）申请办理检疫审批手续。

A. 国家质检总局

B. 农业部

C. 收件人所在地的检验检疫机构

D. 由国家质检总局授权的入境口岸所在地直属检验检疫机构

14. 入境的邮寄物属特殊物品的，收件人或寄件人须向（　　　）申请办理检疫审批手续。

A. 入境口岸所在地检验检疫局

B. 产地直属检验检疫局

C. 入境口岸所在地农业行政管理部门

D. 国家质检总局

15. 入境邮寄物有国家质检总局公告规定禁止邮寄入境的，检验检疫机构应作（　　）。

A. 消毒处理　　　B. 销毁处理　　　C. 除害处理　　　D. 退回处理

16. 口岸检验检疫机关对入境邮寄物有下列情况之一的，作退回或销毁处理。（　　）

A. 提供的审批证单不全的

B. 在限期内未办理检疫审批或报检手续的

C. 国家质检总局公告规定禁止邮寄入境的

D. 经检疫不合格又无有效处理方法的

三、判断题

1. 旅检工作主要在海关旅客检查厅或过境关卡执行。（　　）

2. 旅客携带伴侣犬、猫进境时，对犬、猫数量没有限制。（　　）

3. 隔离检疫期内，由于伴侣犬、猫的饲养管理所产生的费用由检验检疫机构负责。（　　）

4. 出境快件在其运输工具离境 4 小时后，运营人应向离境口岸检验检疫机构办理报检手续。（　　）

5. 快件运营不可通过电子数据交换（EDI）的方式申请报检。（　　）

6. 出境邮寄物需由检验检疫机构实施现场和实验室检疫。（　　）

7. 享有外交、领事特权和豁免权的人员可以不进行旅检。（　　）

8. 入境旅客携带伴侣动物入境的，每种伴侣动物限定允许携带一只。（　　）

9. 入境旅客携带伴侣动物入境时，没有向海关出示动物输出国（或地区）官方兽医检疫机关出具的检疫证书和狂犬病免疫证书，但在检验检疫机构对其所携带的动物实施了隔离检疫。确认无病后，准许其携带入境。（　　）

10. 入境的特殊物品邮寄物，因特殊情况，未事先办理审批手续的，收件人应向国家质检总局申请补办检疫审批手续。（　　）

11. 入境快件的运营人必须在检验检疫机关交业务开办费后，方可从事办理快件的营运业务。（　　）

12. 因科学研究等特殊需要携带禁止进境物，口岸检验检疫机关可酌情给予放行。（　　）

四、简述题

1. 简述出入境旅客携带物的含义。

2. 简述出入境快件的种类。

3. 简述出入境旅客携带物的报检范围。

4. 简述出入境快件的检验检疫程序。

5. 简述出入境旅客携带物的报检程序。

第八章 电子检验检疫

关键术语

"三电工程"电子申报、电子转单、电子通关（三电工程）

学习目标

- 了解我国出入境电子报检、电子转单、电子通关的基本内容
- 熟悉电子报检的基本流程
- 熟悉电子转单的基本流程
- 掌握填制电子通关的基本操作规范

为了提高进出境货物的通关速度，我国正在实施提高口岸工作效率的"大通关"工程。检验检疫机构作为口岸的重要执法部门，积极推进"大通关"进程，在加强信息化建设、打造中国电子检验检疫、改革现有检验检疫监管模式、健全关检协作机制、完善通关旅行制度等方面取得了明显的进展。

2000年，国家质检总局按照"提速、增效、减负、严密监管"的目标，以信息化为手段，开发建设了中国电子检验检疫的系统工程。电子申报、电子监管和电子放行（三电工程）深入实施，实现了检验检疫机构与企业之间、内地与口岸检验检疫机构之间、检验机构与海关之间的信息交换与共享，大大提高了工作效率，降低了企业的运营成本，中国电子检验检疫体系框架基本形成。

第一节　电子报检

本节是三电工程即电子报检、电子监管和电子放行的重要组成部分，通过电子报检，可以大大提高工作效率，降低企业的贸易成本，提高企业外贸综合竞争力。

一、电子报检的定义

电子报检是指报检人使用电子报检软件通过检验检疫电子业务服务平台将报检数据以电子方式传输给检验检疫机构，经检验检疫业务管理系统和检验检疫工作人员处理后，将受理报检信息反馈给报检人，实现远程办理出入境检验检疫报检业务的过程。

目前能够进行电子报检的业务包括出入境货物报检、出境运输包装和进出境包装食品的报检、进出境木质包装与集装箱的报检等。

二、电子报检的申请

1. 申请电子报检的报检企业应具备下列条件：
(1) 遵守报检的有关管理规定；
(2) 已在检验检疫机构办理报检企业备案或注册登记手续；
(3) 具有经检验检疫机构注册的报检员；
(4) 具备开展电子报检的软、硬件条件；
(5) 在国家质检总局指定的机构办理电子业务开户手续。
2. 报检企业申请电子报检时应提供的资料：
(1) 报检单位备案或注册登记证明复印件；
(2) 电子报检登记申请表；
(3) 电子业务开户登记表。
3. 检验检疫机构对申请开展电子报检业务的报检企业进行审查，经审查合格的同意其开通电子报检业务。

检验检疫机构批准开通电子报检的报检企业应使用经国家质检总局测评合格并认可的电子报检软件，不得使用未经国家质检总局测试认可的软件进行电子报检。国家质检总局测评认可的电子报检软件有企业端安装版和浏览器版两种，使用企业端安装版软件，只要将软件安装在报检企业的工作电脑上即可；使用浏览器版软件，需要登录到专门的电子平台，通过网页的方式进行电子报检。企业可自主作出选择。

三、电子报检的程序

（一）报检环节

1. 对报检数据的审核采取"先机审，后人审"的程序进行。企业发送电子报检数据，电子审单中心按计算机系统数据规范和有关要求对数据进行自动审核，对不符合要求的，反馈错误信息；符合要求的，将报检数据传输给受理报检人员，受理报检人员人工进行再次审核，符合规定的将成功受理报检数据同时反馈给报检单位和施检部门，并提示报检企业与相应的施检部门联系检验检疫事宜。

2. 出境货物受理电子报检后，报检人应按受理报检信息要求，在检验检疫机构施检时，提交报检单和随附单据。

3. 入境货物受理电子报检后，报检人应按受理报检的要求，在领取"入境货物通关单"时，提交报检单和随附单据。

4. 电子报检人对已发送的报检申请需要进行更改或撤销信息时，应提交更改或撤销报检申请。检验检疫机构等按有关规定办理。

（二）施检环节

报检企业接到报检成功信息后，按信息中的提示与施检部门联系检验检疫。在现场检验检疫时，持报检软件打印的报检单和全套随附单据交施检人员审核，不符合要求的，施检人员通知报检企业立即修改，并将不符合的情况反馈给受理报检部门。

（三）计收费

计费由电子审单系统自动完成，接到施检部门转来的全套单据后，对照单据进行计费复核。报检单位逐票或按月缴纳检验检疫等有关费用。

（四）签证放行

对电子报检的货物，检验检疫机构在实施检验检疫后，将按规定办理签证放行手续。

四、电子报检的形式

目前，电子报检形式主要有以下 3 种：

（一）通过专业软件报检

该形式是在电子报检推广初期向企业推荐的。第一步，企业在计算机上安装经国家质量监督检验检疫总局测评认可的电子申报企业端软件——易检软件；第二步，打开该软件，输入企业产品相关报检信息，将信息发至 Internet 网，检验检疫电子业务服务平台将收到的数据传给检验检疫局，经检验检疫局审核，生成正式报检号；第三步，企业接收回执，报检成功。该种形式需企业购买计算机、客户端软件，接入宽带，一次性投入费用较大，适合业务量大、条件尚可的企业。

（二）登录网站报检

货物报检网上申报服务是针对进出口贸易企业向检验检疫部门进行申报的基于 WEB 的业务处理系统。企业在网站（www.eciq.cn）注册成为 CA（数字证书）会员用户后，登录网站主页（www.eciq.cn），点击首页左侧"货物报检"，就可以进入货物报检网上申报系统，完成相关业务的网上申报工作。该服务是"三电工程"企业端解决方案中的零客户端方案，它无须专门的业务软件，只需登录网站即可完成报检工作。它对业务量小，地处各县、乡的企业较为适用。

（三）自助式报检

检验检疫机构在报检大厅专备一台计算机以供报检。报检人可自行安排时间录入报检数据，等待检验检疫人员审核正式受理。这种方式对有零散出口业务的企业和行政事业单位一次性的进出口业务较为适合。

五、电子报检应注意的问题

1. 电子报检人应确保电子报检信息真实、准确，不得发送无效报检信息。企业发送的电子报检信息应与提供的报检单及随附单据有关内容保持一致，因电子报检信息与报检单等书面单据不一致而造成不受理报检等后果的，由企业自负其责。

2. 对于合同或信用证中涉及检验检疫特殊条款和特殊要求的，电子报检人须在电子报检申请中同时提出。

3. 电子报检人须在规定的报检时限内将相关出入境货物的报检数据发送到受理报检的检验检疫机构。

4. 实行电子报检的报检人的名称、法定代表人、经营范围、经营地址等变更时，应及时向当地检验检疫机构办理变更登记手续。

5. 报检企业进行电子报检应使用经国家质检总局评测合格并认可的电子报检软件进行电子报检，不得使用未经国家质检总局测试认可的软件进行电子报检。

● **相关链接**

直通式电子报检

直通式电子报检是指"报检企业将报检数据发送至检验检疫机构后直接产生正式的报检号,根据回执信息提示,直接与施检部门联系检验检疫事宜,同时将报检单及随附单证直接交与施检部门审核的报检方式"。它是配合电子监管工作的实施而诞生的一种新型报检方式。自部分检验检疫机构启用直通式电子报检以来,加快了检验检疫工作流程运转速度,提高了工作效率,方便了报检人,对进出口贸易起到了积极的促进作用。

第二节 电子转单

一、电子转单的定义

"电子转单"是指通过系统网络,将产地检验检疫机构和口岸检验检疫的相关信息相互连通,出境货物经产地检验检疫机构将检验检疫合格后的相关电子信息传输到出境口岸检验检疫机构;入境货物经入境口岸检验检疫机构签发"入境货物通关单"后的相关电子信息传输到目的地检验检疫机构实施检验检疫的监管模式。

相比传统的由客户凭"出境货物换单凭证"到报关地检验检疫机构换发"出境货物通关单"的方式,电子转单具有数据信息共享、简化操作程序、降低外贸成本、提高通关速度的优点。

二、出境电子转单

1. 产地检验检疫机构检验检疫合格后,应及时通过网络将相关信息传输到电子转单中心。出境货物电子转单传输内容包括报检信息、签证信息及其他相关信息。

2. 由产地检验检疫机构向出境检验检疫机构以书面方式提供报检单号、转单号及密码等。

3. 出境检验检疫报检人凭报检单号、转单号及密码等到出境口岸检验检疫机构申请"出境货物通关单"。

4. 出境口岸检验检疫机构应出境检验检疫报检人的申请,提取电子转单信息,签发"出境货物通关单",并将处理信息反馈到电子转单中心。

5. 按"口岸查验管理规定"需核查货证的,出境检验检疫报检人应配合出境口岸检验检疫机构完成检验检疫工作。

三、入境电子转单

1. 对经入境口岸办理通关手续，需到目的地实施检验检疫的货物，口岸检验检疫机构通过网络，将相关信息传输到电子转单中心。入境货物电子转单传输的内容包括报检信息、签证信息及其他相关信息。

2. 由入境口岸检验检疫机构以书面方式向入境检验检疫报检人提供报检单号、转单号及密码等。

3. 目的地检验检疫机构应按时接收国家质检总局电子转单中心转发的相关电子信息，并反馈接收情况信息。

4. 入境检验检疫报检人应持有关报检单证和口岸检验检疫机构签发的"入境货物通关单"副本（入境货物调离通知单）或复印件，向目的地检验检疫机构申请实施检验检疫。

5. 目的地检验检疫机构根据电子转单信息，对入境检验检疫报检人未在规定期限内办理报检的，将有关信息通过国家质检总局电子转单中心反馈给入境口岸检验检疫机构。入境口岸检验检疫机构应按时接收电子转单中心转发的上述信息，并采取相关处理措施。

四、实施电子转单应注意的问题

1. 有下列情况之一的暂不实施电子转单：
(1) 出口货物在产地预检的；
(2) 出口货物出境口岸不明确的；
(3) 出境货物需到口岸并批的；
(4) 出境货物按规定需要在口岸检验检疫并出证的；
(5) 其他按有关规定不适用电子转单的。

2. 实施电子转单后的查验。

按《口岸查验管理规定》需要核查货证的，报检单位应配合出境口岸检验检疫机构完成检验检疫工作。除出口活动物、重点检查有关名单内企业申报的货物以及国家质检总局确定的货物等必须逐批核查货证外，其他货物的口岸查验核查货证的比率为申报查验批次的 $1\% \sim 3\%$。

3. 实施电子转单后的更改。

产地检验检疫机构签发完"转单凭条"后需要进行更改的，按《出入境检验检疫报检规定》的有关规定办理。应报检人和产地检验检疫机构的要求，在不违反有关法律、法规及规章的情况下，出境口岸检验检疫机构可以根据下列情况对电子转单有关信息予以更改。

（1）对运输造成包装破损或短装等原因需要减少数重量的；

（2）需要在出境口岸更改运输工具名称、发货日期、集装箱规格及数量等有关内容的；

（3）申报总值按有关比重换算或变更申报总值幅度不超过10％的；

（4）经口岸检验检疫机构和产地检验检疫机构协商同意更改有关内容的。

4．电子转单后，报检人凭报检单号、转单号、密码在口岸检验检疫机构申请换领"出境货物通关单"。

5．实施电子转单后，口岸检验检疫机构按《口岸查验管理规定》对出口活动物、重点检查企业名单内企业申报货物、国家质检总局确定的货物等进行逐批核查货证，其他货物的口岸核查货证比例为申报查验批次。

第三节　电子通关

一、电子通关的定义

电子通关是指采用网络信息技术，将检验检疫机构签发的出入境通关单的电子数据传输到海关计算机业务系统，海关将报检报关数据比对确认相符合，予以放行的一种新型通关形式。

二、电子通关的发展和推广

为了确保检验检疫机构对出入境货物的监管有效、方便进出，加速进出口货物的通关速度，国家质检总局和海关总署开发了电子通关单联网核查系统，已于2003年1月1日在主要口岸的检验检疫机构和海关推广应用。在目前阶段，通关单联网核查系统还需同时校验纸质的通关单据，这是将来实现无纸化报关必然的一个过渡阶段。这种通关方式相比原来传统的通关方式具有信息共享、方便、快捷、准确的特点。同时，这种通关方式不仅加快了通关速度，还有效控制了报检数据与报关数据不符问题的发生，同时能有效遏制不法分子伪造、变造通关单证的不法行为。对于申报企业，要不断改善自身电子信息网络部门的电子信息化措施的推广和实施。

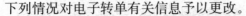 相关案例

九城国家质检总局电子报检系统案例

九城公司在全国质检系统实施了电子报检项目。全国进出口企业通过本系统向各地检验检疫机构申报进出口货物数据。使用本系统后，进口业务报

检周期缩短、成本降低、质量提高；检验检疫机构对企业的服务水平提高了，监管的力度加大了，工作质量提高了，工作强度降低了。

国家出入境检验检疫局（国家质检总局的一部分）负责全国出入境的货物、交通工具、动植物、人员的检验和检疫。国家出入境检验检疫局实行垂直领导管理体制，全国设立 35 个直属检验检疫局，各直属检验检疫局分设若干分支口岸局，全国约 330 个分支局，部分分支口岸局根据业务要求还下设了办事处。

进出口企业在办理货物出入境时，需要到检验检疫机构办理相关手续，然后再到海关办理相关手续。即先报检，后报关。

[客户需求]

国家出入境检验检疫希望通过实施本系统，加快进出口通关速度，提高管理质量，降低通关成本。本方案应满足如下要求：

——进出口业务与检验检疫之间的数据交换集中处理；

——数据交易量均值 100 000 个交易/天，峰值 500 000 个交易/天；

——交易时间小于 1 分钟；

——企业用户 400 000 家；

——机构用户 1 000 家；

——为企业提供申报系统，本系统能够与企业内部系统连接；

——为机构提供业务处理接口，数据安全，系统 7×24 小时不停机运行。

作为解决方案的本系统核心技术问题是大容量、高可靠、安全性。经多方论证，最终采用如下方案：

——核心交换系统采用九城公司自有版权的交换平台；

——机构应用接口采用九城自主开发的应用网关；

——企业使用的软件系统为"九城单证"；

——利用 PC 服务器，采用群集技术；

——中心采用 Linux 操作系统；

——采用分布式，实现灾难恢复。

本系统的应用流程可简述为：

1. 进口企业利用九城单证产生报检数据并发送到国家局电子服务平台；2. 相应机构从电子服务平台中将企业数据接收下来，并送到业务系统中；3. 机构的官员从业务系统中处理企业的报检数据；4. 将处理结果发送到服务平台；5. 企业从平台上接收处理结果；6. 根据结果，决定是修改报检数据（则转 1 步），还是转下一个业务环节；7. 下一个业务环节。

[解决方案带给客户的收益]

——加快了通关速度：由两天变为 1 个小时；

　　——减少了工作量、缩减了工作人员：机构缩减了近 1 000 多个录入人员；

　　——降低进出口企业的成本：每单节省 20 元，则每年为全国进出口企业减少成本 $20 \times 12\,000\,000 = 240\,000\,000$ 元；

　　——加大了监管力度；

　　——提高了服务质量。

资料来源：青海经济信息网 http：//www.qhei.gov.cn：7777/was40/detail？record=270&channelid=3058

● 相关链接

依托《电子签名法》深化"电子报检"改革

　　20 世纪 90 年代以来，随着国际贸易发展速度不断加快，对各口岸部门的工作速度提出了更高的要求，出入境检验检疫机构作为口岸工作的重要一环，其工作效率的高低直接关系到国际贸易货物的通关速度。

　　近年来，我国检验检疫机构实施了以"大通关"为目的的电子检验检疫系统的建设。从 2000 年 7 月起，国家质检总局先后开展了基于内部业务流程管理的 CIQ2000 系统和以"电子签证、电子报检、电子转单"为主要内容的信息化系统的建设，提高了检验检疫的工作效率，加快了进出境货物的物流速度，为国际贸易各方节省了时间和运行成本。

　　但我们也应该看到，检验检疫电子化进程是一项复杂的系统工程，由于受到技术或传统观念（包括来自传统法律）的障碍，还存在着许多不尽如人意的地方，需要不断地进行有针对性的改善与解决。例如，在推行"电子报检"业务时，由于当时缺乏对无纸化记载的信息是否具有法律效力的规定，所以仅实现了部分信息的电子化而没有从根本上取代物理单据，使其成为一项并不十分彻底的改革……

　　电子信息和物理单据的"双轨制"运行方式导致了工作效率低下。一方面，企业在通过电子平台提供报检信息的同时，还要填报物理的报检单证和提供随附单据。毫无疑问，这种做法为企业和检验检疫机构增加了许多不必要的重复工作。另一方面，在"双轨制"模式下，检验检疫人员必须在物理单据到达后，核对电子信息和物理信息的相符性，影响了工作效率的提高。此外，由于随附单据格式的多样性以及因为反复传真、复印引起的辨认识别困难更加重了检验检疫人员的工作负担。

　　因涉及商业机密等因素，虚假报检信息屡屡出现。根据检验检疫相关规定要求，报检事宜应由进出口货物的收、发货人或其代理人完成。同时，在报检时必须提供包括合同、发票、装箱单等在内的随附单据。目前，报检事宜常常由出口货物生产企业或进口货物使用方代办，由于涉及货物价格、贸易方信息等商业机密，进出口贸易方往往不愿将真实的外贸单据提供给代理人，所以在目前进出口报检中常常出现虚假单据。这种情况的出现，严重影响了检验检疫工作的正常开展，也影响了检验检疫计收费工作和统计数据的准确性。

另外，"双轨制"影响了其他检验检疫业务改革的进程。例如，检验检疫机构目前广泛使用的"出口货物的快速核放"系统，其将企业申报的出口报检电子信息与企业监管数据库中的要求进行比对，如果满足监管要求即可办理放行手续，由于比对工作由计算机系统自动完成，整个过程十分迅速，深受企业欢迎。但是，由于目前物理单据传递的滞后效应，拉长了整个工作流程时间，使其便捷高效的特性未能得到充分发挥。某些检验检疫局为此采用了一些变通方式，如物理单据由企业自行归档保存或集中送达等，但这些做法显然存在着单证流失的隐患，也不符合检验检疫单据管理办法的要求。

2005年今年4月1日起实施的《中华人民共和国电子签名法》使我国信息化建设告别了过去无法可依的历史。根据《电子签名法》的规定，数据电文只要符合3个条件，即可被视为满足法律、法规规定的保存要求。随着"电子监管"等信息化工程的实施，我国检验检疫结构已初步建成了电子信息交互网络，我们应充分依托该网络实现报检业务的全面电子化。其具体操作流程如下：

1. 本着自愿加入的原则，报检企业可自行确定是否选择采用全程电子报检，对采用全程电子报检的企业发放电子密钥；

2. 报检单位通过互联网将电子信息输入报检信息数据库中，这些信息不仅包括报检单所要求的内容，也包括随附单据（如合同、发票、装箱单、厂检单等）中的数据信息，在发送数据信息的同时发送企业的电子密钥；

3. 检验检疫计算机系统对企业发送的密钥进行核对，如果密钥正确则可判断该信息为合法数据，具有法律效力，则将其导入CIQ2000检验检疫综合业务管理系统；

4. 检验检疫人员在查看报检信息的同时查看审核相关随附单据的电子信息（随附单据信息可以按照检验检疫的统一格式显示）；

5. 完成检验检疫工作，出具相关单证。

从上述流程可以看出，报检业务的全面电子化仅是在目前电子报检的信息上增加了随附单据的电子信息和电子密钥，但由此带来的好处却很多：

首先，通过引入电子密钥，确认了电子数据的法律效力，解决了以往物理单据传递慢、归档复杂、保存困难等缺点。

其次，省却了等待物理单据的时间，使检验检疫速度得以进一步提升，同时随附单据可以按照检验检疫需要的格式显示，方便了检验检疫人员查看审核，也克服了某些物理单据难以辨认的缺点。

最后，贸易关系人可以通过网络将货物单价、客户资料等涉及商业机密的信息直接发送到检验检疫的内部数据库，大大减少因担心泄露商业机密而故意提供虚假单据的事件。一旦与银行、海关、外经贸管理机构等实现数据共享，更能加强对进出口贸易信息的监控。

电子政务发展到一定程度，如果还强求书面形式文档，就会给企业和政府机关带来额外的成本，提高行政效率的目的也就难以实现。《电子签名法》从法律上确认了电子信息的法律效力，解决了目前"电子报检"中企业必须同时递送电子信息和物理单据的问题，为检验检疫业务电子化进程提供了新的契机。

资料来源：2005 年 6 月 24 日　《国门时报周刊》

 复习思考题

一、单项选择题

1. 为了加快进出口货物通关速度，国家质检总局和海关总署开发了（　　）系统，已于 2003 年 1 月 1 日在主要口岸的检验检疫机构和海关推广应用。

A. 电子通关单　　　　　　　　B. 电子通关

C. 电子通关单联网核查　　　　D. 电子通关单联网

2. 实施电子报检后，对报检数据的审核采取（　　）的程序进行。

A. "先人审，后机审"　　　　B. "先机审，后人审"

C. "人机同步审核"　　　　　D. "机审"

3. 企业发送电子报检数据，电子审单中心按计算机系统数据规范和有关要求对数据进行自动审核，符合要求的，将报检信息传输给_____进行再次审核，符合规定的将成功受理报检信息同时反馈_____和_____，并提示联系检验检疫事宜。

    A. 施检部门、受理报检人员、报检单位

    B. 报检单位、施检部门、受理报检人员

    C. 受理报检人员、报检单位、施检部门

    D. 检务部门、受理报检人员、报检单位

    4. 出境货物受理电子报检后，报检人应按受理报检信息的要求，在（   ）时，提交报检单和随附单据。

    A. 检验检疫机构施检   B. 领取"出入境货物通关单"

    C. 发送报检申请   D. 待报检软件要打印

    5. 入境货物受理电子报检后，报检人应按受理报检信息的要求，在（   ）时，提交报检单和随附单据。

    A. 检验检疫机构施检   B. 领取"出入境货物通关单"

    C. 发送报检申请   D. 待报检软件要打印

    6. 报检企业接到电子报检成功信息后，按信息中的提示与（   ）联系检验检疫。

    A. 受理报检部门   B. 施检部门

    C. 检务部门   D. 签证部门

    7. 报检人发送的电子报检信息应与提供的报检单及随附单据有关内容保持一致，因电子报检信息与报检单等书面单据不一致而造成不受理报检等后果的，由（   ）自负其责。

    A. 报检人   B. 单位负责人   C. 电子输单人   D. 受理报检人

    8. 出境电子转单，出境检验检疫关系人凭报检单号、转单号及密码等到出境口岸检验检疫机构（   ）。

    A. 提取电子转单信息   B. 申请出境货物通关单

    C. 将处理信息反馈电子转单中心   D. 申请电子转单

二、多项选择题

1. 国家质检总局推行的"三电工程"是指（   ）。

A. 企业与检验检疫机构的电子申报

B. 检验检疫机构内地与口岸的电子转单

C. 检验检疫机构与海关间的电子通关

D. 直属检验检疫机构与国家质检总局间的电子政务

2. 企业与检验检疫机构的电子申报包括（   ）。

A. 出境货物电子报检　　　　　　B. 入境货物电子报检

C. 产地证电子签证　　　　　　　D. 电子通关

3. 下列属于申请电子报检的报检企业应具备的条件有（　　　）。

A. 遵守报检的有关管理规定

B. 已在检验检疫机构办理报检人登记备案或注册登记手续

C. 具备开展电子报检的软硬件条件和经检验检疫机构培训考核合格的报检员

D. 在国家质检总局指定的机构办理电子业务开户手续

4. 报检人在申请开展电子报检时，应提供（　　　）资料。

A. 电子报检开户申请表

B. 报检人登记备案或注册登记证明复印件

C. 电子报检登记申请表

D. 电子业务开户登记表

5. 电子报检软件分（　　　）几种方式。

A. 通过局域网报检

B. 通过交换机电子报检

C. 安装企业端软件通过专门平台电子报检

D. 通过浏览器网上报检

6. 较之传统的由客户凭出境货物换证凭单到报关地检验检疫机构换发出境货物通关单的方式，电子转单具有（　　　）的功能。

A. 数据信息共享　　　　　　　　B. 简化操作程序

C. 降低外贸成本　　　　　　　　D. 提高通关速度

7. 出境货物电子转单传输内容包括（　　　）。

A. 报检信息　　　　　　　　　　B. 签证信息

C. 转单信息　　　　　　　　　　D. 其他相关信息

8. 实施电子转单后，依据《口岸查验管理规定相关规定》，检验检疫机构（　　　）。

A. 不再实行查验　　　　　　　　B. 实行批批查验

C. 对活动物实行批批查验　　　　D. 对一般货物实行抽查

9. 出境电子转单，出境口岸检验检疫机构应出境检验检疫关系人的申请，主要完成（　　　）工作。

A. 提取电子转单信息　　　　　　B. 签发出境货物通关单

C. 将处理信息反馈电子转单中心　D. 核查货证

10. 有下列情况之一的暂不实行电子转单（　　　）。

A. 出境货物在产地预检的

B. 出境货物出境口岸不明确的

C. 出境货物需到口岸并批的

D. 出境货物按规定需在口岸检验检疫并出证的

11. 有下列情况之一的，电子转单可以更改（　　）。

A. 对运输造成包装破损或短装等原因需要减少数/重量的

B. 需要在出境口岸更改运输工具名称、发货日期、集装箱规格及数量等有关内容的

C. 申报总值按有关比重换算或变更申报总值幅度不超过 10％的

D. 经口岸检验检疫机构和产地检验检疫机构协商同意更改有关内容的

12. 以下对电子通关的有关表述，正确的是（　　）。

A. 电子通关是指检验检疫机构签发的通关单的电子数据传输到海关计算机业务系统，海关将报检报关数据比对确认相符合，予以放行

B. 电子通关单联网核查系统由国家质检总局和海关总署开发

C. 2003 年 1 月 1 日起，在主要口岸的检验检疫机构和海关采用网络信息技术实行电子通关

D. 目前电子通关模式是，检验检疫机构和海关联合采取通关单联网核查系统，但未完全实行无纸化报关，仍需同时校验纸质的通关单据

三、判断题

1. 申请电子报检的报检人应在直属检验检疫局指定的机构办理电子业务开户手续。（　　）

2. 电子报检人可以使用任一电子报检软件进行电子报检。（　　）

3. 电子报检软件有两种方式，企业可根据本企业的具体情况，自愿选择其中较为适合的方式。（　　）

4. 实施电子报检后，全部由计算机系统审核，不需人工进行审核。（　　）

5. 企业发送电子报检数据，电子审单中心按计算机系统数据规范和有关要求对数据进行自动审核，对不符合要求的，受理报检人员人工进行再次审核，对确实不符合要求的，反馈错误信息。（　　）

6. 企业发送电子报检数据，电子审单中心按计算机系统数据规范和有关要求对数据进行自动审核，符合要求的，将报检信息传输给报检企业与相应的施检部门联系检验检疫事宜。（　　）

7. 电子报检人对已发送的报检申请需更改或撤销报检时，应发送更改或撤销报检申请。（　　）

8. 在现场检验检疫时，报检企业持报检软件打印的报检单和全套随附单

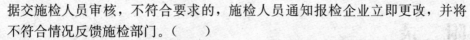

据交施检人员审核，不符合要求的，施检人员通知报检企业立即更改，并将不符合情况反馈施检部门。（　　）

9. 电子报检计费由电子审单系统自动完成，接到施检部门转来的全套单据后，对照单据进行计费复核。（　　）

10. 在目前阶段，国家质检总局和海关总署开发采用的"电子通关单联网核查系统"，还需同时校验纸质的通关单据。（　　）

附　录

附录1　报检常用世界港口中英文对照表

阿尔巴尼亚 Durresi 都拉斯

阿尔及利亚 Algiers 阿尔及尔

阿尔及利亚 Oran 奥兰

阿根廷 Buenos Aires 布宜诺斯艾利斯

阿根廷 Mar del Plata 马德普拉塔

阿联酋 Abu Dhabi 阿布扎比

阿曼 Muscat 马斯喀特

埃塞俄比亚 Assab 阿萨布

爱尔兰 Cork 科克

安哥拉 Luanda 罗安达

澳大利亚 Brisbane 布里斯班

澳大利亚 Freemantle 弗里曼特尔

澳大利亚 Melbourne 墨尔本

澳大利亚，美国 Newcastle 纽卡斯尔

巴林 Manama，Al 麦纳麦

巴拿马 Panama City 巴拿马城

保加利亚 Varna 瓦尔纳

比利时 Antwerp 安特卫普

波兰 Gdynia 格丁尼亚

伯利兹 Belize 伯利兹

朝鲜 Chongjin 清津

朝鲜 Wonsan 元山

韩国 Mokpo 木浦

赤道几内亚 Malabo 马拉博

丹麦 Aasrhus 奥胡斯

丹麦 Fredericia 腓特烈西亚

德国 Hamburg 汉堡

德国 Lubeck 卢贝克

多哥 Lome 洛美

阿尔巴尼亚 Vlora 法罗拉

阿尔及利亚 Annaba 安纳巴

阿根廷 Bahia Blanka 布兰卡港

阿根廷 La Plata 拉普拉塔

也门共和国 Al Hudaydah 荷台达

阿联酋 Dubai 迪拜

埃及 Alexandria 亚历山大

埃塞俄比亚 Massawa 马萨瓦

爱尔兰 Dublin 都柏林

澳大利亚 Adelaide 阿德莱德

澳大利亚 Darwin 达尔文

澳大利亚 Geelong 吉朗

澳大利亚 Sydney 悉尼

巴基斯坦 Karachi 卡拉奇

巴拿马 Colon 科隆

保加利亚 Bourgas 布尔加斯

贝宁 Cotonou 科托努

波兰 Gdansk 格但斯克

波兰 Szczecin 什切青

伯利兹 Belmopan 贝尔莫潘

朝鲜 Hungnam 兴南

朝鲜 Nampo 南浦

赤道几内亚 Bata 巴塔

丹麦 Aalborg 奥尔堡

丹麦 Copenhagen 哥本哈根

德国 Bremerhaven 不来梅港

德国 Kiel 基尔

德国 Wismar 维斯马

俄罗斯 Arkhangelsk 阿尔汉格尔斯克

俄罗斯 Murmansk 摩尔曼斯克　　　　俄罗斯 Nakhodka 纳霍德卡

俄罗斯 Vladivostok 符拉迪沃斯托克　　厄瓜多尔 Guayaquil 瓜亚基尔

法国 Bordeaux 波尔多　　　　　　　　法国 Brest 布雷斯特

法国 La Rouchelle 拉罗歇尔　　　　　法国 Le Havre 勒阿佛尔

法国 Marseille 马赛　　　　　　　　　法国 Nantes 南特

法国 Toulon 土伦港　　　　　　　　　菲律宾 Cebu 宿务

菲律宾 Iloilo 伊洛伊洛　　　　　　　菲律宾 Manila 马尼拉

斐济 Suva 苏瓦　　　　　　　　　　　芬兰 Helsinki 赫尔辛基

芬兰 Oulu 奥卢　　　　　　　　　　　芬兰 Turku 图尔库

芬兰 Vaasa 瓦萨　　　　　　　　　　佛得角 Plaia 普拉亚

冈比亚 Banjul 班珠尔　　　　　　　　刚果 Pointe Noire 黑角

哥伦比亚 Barranquilla 巴兰基亚　　　哥伦比亚 Buenaventura 布埃纳文图拉

哥伦比亚 Cartagena 卡塔赫纳　　　　哥斯达黎加 Limon 利蒙

格陵兰 Godthab 戈特霍布　　　　　　古巴 Havana 哈瓦那

古巴 Matanzas 马但萨斯　　　　　　　关岛 Agana 阿加尼亚

海地 Port-au-Prince 太子港　　　　　荷兰 Amsterdam 阿姆斯特丹

吉布提 Djibouti 吉布提　　　　　　　几内亚 Conakry 科纳克里

几内亚 Bissau 比绍　　　　　　　　　加拿大 Halifax 哈里法克斯

加拿大 Montreal 蒙特利尔　　　　　　加拿大 Toronto 多伦多

加纳 Accra 阿克拉　　　　　　　　　加纳 Tema 特马

加蓬 Libreville 利伯维尔　　　　　　柬埔寨 Kampong Saon 磅逊

喀麦隆 Douala 杜阿拉　　　　　　　　卡塔尔 Doha 多哈

科特迪瓦 Abidjan 阿比让　　　　　　科威特 Kuwait 科威特

肯尼亚 Malindi 马林迪　　　　　　　肯尼亚 Mombasa 蒙巴萨

黎巴嫩 Beirut 贝鲁特　　　　　　　　黎巴嫩，利比亚 Tripoli 的黎波里

利比里亚 Monrovia 蒙罗维亚　　　　利比亚 Benghazi 班加西

罗马尼亚 Constantza 康斯坦萨　　　　马达加斯加 Majunga 马任加

马达加斯加 Tamatave 塔马塔夫　　　马达加斯加 Toamasina 图阿马西纳

马达加斯加 Toleary 图莱亚尔　　　　马尔代夫 Male 马累

马耳他 Malta 马耳他　　　　　　　　马耳他 Valletta 瓦莱塔

马来西亚 George Town 乔治市　　　　马来西亚 Kuala Lumpur 吉隆坡

马来西亚 Kuching 古晋　　　　　　　马来西亚 Malacca 马六甲

马来西亚 Penang 槟城　　　　　　　毛里塔尼亚 Nouakchott 努瓦克肖特

美国 Baltimore 巴尔的摩　　　　　　美国 Boston 波士顿

美国 Charleston 查尔斯顿　　　　　　美国 Chicago 芝加哥

美国 Honolulu 火奴鲁鲁　　　　　　美国 Houston 休斯敦

美国 Long Beach 长滩　　　　　　　美国 Los Angeles 洛杉矶

美国 Miami 迈阿密　　　　　　　　　美国 Mobile 莫比尔

美国 New Haven 纽黑文　　　　　美国 New Orleans 新奥尔良
美国 New York 纽约　　　　　　　美国 Norfolk 诺福克
美国 Oakland 奥克兰　　　　　　　美国 Philadelphia 费拉德尔菲亚
美国 Tampa 坦帕　　　　　　　　　孟加拉国 Chittagong 吉大港
孟加拉国 Dacca 达卡　　　　　　　秘鲁 Callao 卡亚俄
秘鲁 Chimbote 钦博特　　　　　　缅甸 Bassein 勃生
缅甸 Moulmein 毛淡棉　　　　　　摩洛哥 Casablanca 卡萨布兰卡
摩洛哥 Dar el-Baida 达尔贝达　　　摩洛哥 Tangier 丹吉尔
莫桑比克 Deira 贝拉　　　　　　　莫桑比克 Maputo 马普托
墨西哥 Acapulco 阿卡普尔科　　　　墨西哥 Coatzacoalcos 夸察夸尔科斯
墨西哥 Guaymas 瓜伊马斯　　　　　墨西哥 Mazatlan 马萨特兰
墨西哥 Tampico 坦皮科　　　　　　墨西哥 Veracruz 韦腊克鲁斯
纳米比亚 Walvis Bay 沃尔维斯湾　　南非 Cape Town 开普敦
南非 East London 东伦敦　　　　　南斯拉夫 Bar 巴尔
南斯拉夫 Ploce 普洛切　　　　　　尼加拉瓜 Corinto 科林托
尼日利亚 Apapa 阿帕帕　　　　　　尼日利亚 Lagos 拉各斯
挪威 Aalesund 奥勒松　　　　　　挪威 Bergen 卑尔根
挪威 Fredrikstad 腓特烈斯塔　　　　挪威 Oslo 奥斯陆
葡萄牙 Lisboa 里斯本　　　　　　日本 Chiba 千叶
日本 Hakodate 函馆　　　　　　　日本 Hiroshima 广岛
日本 Kagoshima 鹿儿岛　　　　　日本 Kobe 神户
日本 Nagasaki 长崎　　　　　　　日本 Nagoya 名古屋
日本 Naha 那霸　　　　　　　　　日本 Niigata 新泻
日本 Osaka 大阪　　　　　　　　日本 Tokyo 东京
日本 Yokohama 横滨　　　　　　瑞典 Goteborg 哥德堡
瑞典 Halmstad 哈尔姆斯塔德　　　瑞典 Malmo 马尔默
瑞士 Berne 伯尔尼　　　　　　　萨尔瓦多 Acajutla 阿卡胡特拉
塞拉利昂 Freetown 弗里敦　　　　塞内加尔 Dakar 达喀尔
塞浦路斯 Limassol 利马索尔　　　　塞浦路斯 Nicosia 尼科西亚
沙特阿拉伯 Damman 达曼　　　　沙特阿拉伯 Jidda 吉达
斯里兰卡 Colombo 科伦坡　　　　斯里兰卡 Trincomalee 亭可马里
苏里南 Paramaribo 帕拉马里博　　索马里 Berbera 柏培拉
索马里 Kismayu 基斯马尤　　　　索马里 Mogadiscio 摩加迪沙
泰国 Bangkok 曼谷　　　　　　坦桑尼亚 Dar-es-Salaam 达累斯萨拉姆
坦桑尼亚 Tanga 坦噶　　　　　　坦桑尼亚 Zanzibar 桑给巴尔
突尼斯 Bizerta 比塞大　　　　　突尼斯 Tunis 突尼斯
土耳其 Istanbul 伊斯坦布尔　　　土耳其 Izmir 伊兹密尔
土耳其 Mersin 梅尔辛　　　　　瓦努阿图 Vila 维拉港

委内瑞拉 Caracas 加拉加斯　　委内瑞拉 Cumana 库马纳
委内瑞拉 La Guaira 拉瓜伊拉　　委内瑞拉 Maracaibo 马拉开波
文莱 Bandar Seri Begawan 斯里巴加湾市　　乌克兰 Odessa 敖德萨
乌拉圭 Montevideo 蒙特维的亚　　西班牙 Barcelona 巴塞罗那
西班牙 Bilbao 毕尔巴鄂　　西班牙 Gibraltar 直布罗陀
西班牙 Gijon 希洪　　西班牙 La Coruna 拉科鲁尼亚
西班牙 Malaga 马拉加　　西萨摩亚 Apia 阿皮亚
希腊 Athens 雅典　　希腊 Piraievs 比雷埃夫斯
新喀里多尼亚 Noumea 努美阿　　新西兰 Aukland 奥克兰
新西兰 Christ Church 克赖斯特彻奇　　新西兰 Dunedin 达尼丁
新西兰 Lyttelton 利特尔顿　　新西兰 Wellington 惠灵顿
叙利亚 Katakia 拉塔基亚　　叙利亚 Tatus 塔尔图斯
牙买加，加拿大 Kingston 金斯顿　　伊拉克 Basrah 巴士拉
伊朗 Abadan 阿巴丹　　伊朗 Bandar Abbas 阿巴斯港
伊朗 Bandar Khomeini 霍梅尼港　　以色列 Haifa 海法
以色列 Tel Aviv 特拉维夫　　意大利 Ancona 安科纳
意大利 Cagliari 卡利亚里　　意大利 Crotone 克努托内
意大利 Genoa 热那亚　　意大利 La Spezia 拉斯佩齐亚
意大利 Leghorn 莱戈恩　　意大利 Messina 墨西拿
意大利 Naples 那不勒斯　　意大利 Taranto 塔兰托
意大利 Trieste 的里雅斯特　　意大利 Venice 威尼斯
印度 Bombay 孟买　　印度 Calcutta 加尔各答
印度 Kakinada 卡基纳达　　印尼 Banjarmasin 马辰
印尼 Belawan 勿拉湾　　印尼 Cheribon 井里文
印尼 Djakarta 雅加达　　印尼 Makasa 望加锡
印尼 Menado 万鸦老　　印尼 Palembang 巨港
印尼 Tanjung Priok 丹戎不碌　　英国 Avenmouth 阿芬默斯
英国 Belfast 贝尔法斯特　　英国 Birkenhead 伯肯赫德
英国 Bristol 布里斯托尔　　英国 Cardiff 加的夫
英国 Dunkirk 敦刻尔克　　英国 Glasgow 格拉斯哥
英国 Hull 赫尔　　英国 Liverpool 利物浦
英国 London 伦敦　　英国 Milford 米尔福德港
英国 Plymouth 普利茅斯　　约旦 Aqaba 亚喀巴
越南 Da Nang 岘港　　越南 Hai-Phong 海防
越南 Hanoi 河内　　越南 Hongay 鸿基
扎伊尔 Boma 博马　　扎伊尔 Matadi 马塔迪
智利 Antofagasta 安托法加斯塔　　智利 Arica 阿里卡
智利 Iquique 伊基克　　智利 Valparaiso 瓦尔帕莱索

中国 Dalian 大连	中国 Beihai 北海
中国 Fuzhou 福州	中国 Gaoxiong 高雄
中国 Guangzhou 广州	中国 HongKong 香港
中国 Jilong 基隆	中国 Lianyungang 连云港
中国 Macao 澳门	中国 Ningpo 宁波
中国 Taibei 台北	中国 Tianjin 天津
中国 Wenzhou 温州	中国 Xiamen 厦门
中国 Yantai 烟台	中国 Zhanjiang 湛江
中国 Zhuhai 珠海	中国 Shanghai 上海
中国 Qingdao 青岛	中国 Qinhuangdao 秦皇岛

附录 2　有关检验检疫的法律法规索引

检验检疫法律法规索引

政府信息目录						
索 引 号	信 息 名 称	内 容 概 述	产生日期	文件编号	发布机构	公开日期
ME056-A0100-2007-001	主要职能	出入境货物及人员的检验检疫	2007-1-1			
ME056-A0200-2007-001	领导分工	主任负责全面工作	2007-1-1			
ME056-A0300-2007-001	内设机构	主任室/综合科/检验一科/检验二科	2007-1-1			
ME056-B0100-1987-001	中华人民共和国国境卫生检疫法	中华人民共和国主席令第46号	1987-5-1			
ME056-B0100-1989-001	中华人民共和国国境卫生检疫法实施细则	中华人民共和国卫生部	1995-3-6			
ME056-B0100-1989-002	中华人民共和国进出口商品检验法	中华人民共和国主席令第14号	1989-8-1			
ME056-B0100-1992-001	中华人民共和国进出境动植物检疫法	中华人民共和国主席令第53号	1992-4-1			
ME056-B0100-1995-001	中华人民共和国食品卫生法	中华人民共和国主席令第59号	1995-10-30			
ME056-B0200-1996-001	废物进口环境保护管理暂行规定	环控〔1996〕第204号	1996-3-1			
ME056-B0100-1997-001	中华人民共和国进出口商品检验法实施条例	中华人民共和国国家商检局	1997-10-23			
ME056-B0100-1997-002	中华人民共和国进出境动植物检疫法实施条例	中华人民共和国国务院令第206号	1997-1-1			
ME056-B0100-2000-001	出入境检验检疫行政复议办法	国家出入境检验检疫令第7号	2000-1-1			
ME056-B0400-2000-001	出入境检验检疫报检规定	国家出入境检验检疫令第16号	2000-1-1			
ME056-B0100-2002-001	进出口商品免验办法	国家质量监督检验检疫总局令第23号	2002-10-1			

政府信息目录						
索 引 号	信 息 名 称	内 容 概 述	产生日期	文件编号	发布机构	公开日期
ME056-B0200-2002-001	进出境水产品检验检疫管理办法	国家质量监督检验检疫总局令第31号	2002-12-10			
ME056-B0100-2003-001	中华人民共和国固体废物污染环境防治法	中华人民共和国主席令第58号	1996-4-1			
ME056-B0200-2003-001	出境竹木草制品检疫管理办法	国家质量监督检验检疫总局令第45号	2003-7-1			
ME056-B0200-2003-002	进口旧机电产品检验监督管理办法	国家质量监督检验检疫总局令第37号	2003-5-1			
ME056-B0200-2003-003	汽车运输出境危险货物包装容器检验管理办法	国家质量监督检验检疫总局令第48号	2003-12-1			
ME056-B0200-2003-004	进境动物遗传物质检疫管理办法	国家质量监督检验检疫总局令第47号	2003-7-1			
ME056-B0200-2003-005	出口工业产品生产企业分类管理办法	国家质量监督检验检疫总局令第51号	2003-10-1			
ME056-B0200-2003-006	食品生产加工企业质量安全监督管理办法	国家质量监督检验检疫总局令第52号	2003-7-18			
ME056-B0300-2003-001	出口货物实施检验检疫绿色通道制度管理规定	国家质量监督检验检疫总局令第50号	2003-7-18			
ME056-B0400-2003-001	质量监督检验检疫行政执法证件管理办法	国家质量监督检验检疫总局令第30号	2003-1-1			
ME056-B0400-2003-002	出入境检验检疫报检员管理规定	国家质量监督检验检疫总局令第33号	2003-1-1			
ME056-B0400-2003-003	出入境检验检疫代理报检管理规定	国家质量监督检验检疫总局令第34号	2003-1-1			
ME056-B0400-2004-001	检验检疫计收费办法	发改价格〔2003〕第2357号	2004-4-1			

附录3 国家出入境检验检疫局直属局序列

1. 中华人民共和国北京出入境检验检疫局

2. 中华人民共和国天津出入境检验检疫局

3. 中华人民共和国河北出入境检验检疫局

4. 中华人民共和国山西出入境检验检疫局

5. 中华人民共和国内蒙古出入境检验检疫局

6. 中华人民共和国辽宁出入境检验检疫局

7. 中华人民共和国吉林出入境检验检疫局

8. 中华人民共和国黑龙江出入境检验检疫局

9. 中华人民共和国上海出入境检验检疫局

10. 中华人民共和国江苏出入境检验检疫局

11. 中华人民共和国浙江出入境检验检疫局

12. 中华人民共和国宁波出入境检验检疫局（副厅）

13. 中华人民共和国安徽出入境检验检疫局

14. 中华人民共和国福建出入境检验检疫局

15. 中华人民共和国厦门出入境检验检疫局（副厅）

16. 中华人民共和国江西出入境检验检疫局

17. 中华人民共和国山东出入境检验检疫局

18. 中华人民共和国河南出入境检验检疫局

19. 中华人民共和国湖北出入境检验检疫局

20. 中华人民共和国湖南出入境检验检疫局

21. 中华人民共和国广东出入境检验检疫局

22. 中华人民共和国深圳出入境检验检疫局

23. 中华人民共和国珠海出入境检验检疫局（副厅）

24. 中华人民共和国海南出入境检验检疫局

25. 中华人民共和国广西出入境检验检疫局

26. 中华人民共和国重庆出入境检验检疫局

27. 中华人民共和国四川出入境检验检疫局

28. 中华人民共和国贵州出入境检验检疫局

29. 中华人民共和国云南出入境检验检疫局

30. 中华人民共和国西藏出入境检验检疫局

31. 中华人民共和国陕西出入境检验检疫局

32. 中华人民共和国甘肃出入境检验检疫局

33. 中华人民共和国青海出入境检验检疫局

34. 中华人民共和国宁夏出入境检验检疫局

35. 中华人民共和国新疆出入境检验检疫局

注：未注明行政级别的单位均为正厅级，共32个

附录4 检验检疫的有效期及报检时限

条件		有 效 期	工 作 时 间	地点
微生物、人体组织、生物制品、血液及其制品或种畜、禽及其精液、胚胎、受精卵			入境前 30 天报检	
其他动物			入境前 15 天报检	
植物、种子、种苗及其他繁殖材料			入境前 7 天报检	
特殊物品			入境前 10 天办理审批	
索赔			有效期 20 天前	
法检商品入境后申请检验			入境后 20 天内	
进境活动物、动物产品检疫审批书		3 个月		
活动物、动物产品（皮革不属于动物产品）和其他检疫物；来自疫区的；大宗散装、易变质、废旧物及破损、缺量的				口岸
成套设备、机电、包装难以恢复的；转关的（除活动物及来自疫区的）				收货地
进口涂料	备案申请		到货前 2 个月	
	备案受理		收到申请 5 天内	
	专项检测		收到样品 15 天内	
	备案书	2 年		
进口旧机电	备案申请		到货前 90 天	
	确定是否装运前预检验		受理申请 5 天内	
	申请检验（区别于口岸报检）		货到使用地 6 天内	
引进植物繁殖材料	备案申请		入境前 10~15 天	
	报检		入境前 7 天	
一般货物、动物产品（不需要熏蒸/消毒的）			出境前 7 天报检	
动物产品（需要熏蒸/消毒的）			出境前 15 天报检	
动物	需要隔离检疫		60 天预报，7 天报检	
	出境观赏		出境前 30 天报检	

条件		有 效 期	工 作 时 间	地点
法定检疫的活动物；运输工具、人员				口岸
法定检疫的其他物品				产地
出境货物通关单	一般货物	60 天		
	植物、植物产品	21 天，北方冬季 35 天		
	鲜活类货物	14 天		
出口小家电产品型试验报告		1 年		
出口玩具质量许可证		5 年	发货前 7 天报检(逐批检)	
出口食品生产企业卫生注册证		3 年	期满前 3 个月复查申请	
出口危险货物包装容器质量许可证		3 年	期满前 6 个月重新申请	
出口工业企业分类管理		2 年	期满前 60 天重新申请	
免检验证书		3 年	期满前 3 个月重新申请	
出口危险品不合格企业重新申请登记			半年后	
质量许可证被吊销后重新申请			半年后	
报检至检验			30 天内	
复验	申请		收到检验结果 15 天内	
	受理		收到申请 15 天内	
	结论		收到申请 60 天内	
费用	交纳		20 天内	
	逾期		21 天起，5‰滞纳金	
强制性认证			(国家认监委指定机构) 90 天内结论	
签证	入境		2 天内	
	出境		5 天内	
交通工具卫生证书	船舶	12 个月		
	飞机、列车	6 个月		
除鼠，免于除鼠证书		6 个月		
国际旅行健康证明		12 个月		
集装箱检验检疫结果单		21 天		
报检员证		2 年	届满 30 天前申请延期	
遗失报检员证			7 天内申报	
报检单位有重大变更			15 天内办理变更手续	

条件		有 效 期	工 作 时 间	地点
进出口化妆品标签审核			报检前 90 天内申请	
进出口食品、化妆品标签审核			10 天内颁发证书	
进出口电池备案书（汞含量检测合格书）		1 年	期满前 1 个月重报	
传染病 潜伏期	鼠疫	6 天		
	霍乱	5 天		
	黄热病	6 天		

参考答案

第一章

一、单项选择题

1. C　2. C　3. B　4. D

二、多项选择题

1. ABC　2. AC　3. ABD　4. ABC　5. BC

三、判断题

1. 错　2. 错　3. 对　4. 对　5. 错　6. 对

四、简述题（答案略）

第二章

一、单项选择题

1. A　2. A　3. B　4. A　5. C　6. A　7. A　8. D　9. A　10. A　11. C　12. D
13. D　14. A　15. B　16. C　17. C　18. A　19. D　20. B

二、多项选择题

1. ABCD　2. ABCD　3. ABCD　4. ABCD　5. ABCD　6. BC　7. ACD
8. ABCD　9. ABC　10. ABCD　11. ABD　12. ABCD　13. ABCD　14. ABCD

三、判断题

1. 对　2. 对　3. 对　4. 对　5. 对　6. 对　7. 对　8. 对　9. 错　10. 错
11. 错　12. 对　13. 错　14. 错

四、简述题（答案略）

第三章

一、单项选择题

1. D　2. A　3. A　4. D　5. B　6. A　7. B　8. A　9. B　10. B　11. B　12. C
13. A　14. A　15. C　16. A　17. D　18. C　19. C　20. A　21. D　22. D
23. C　24. C

二、多项选择题

1. ABCD 2. ABCD 3. ABCD 4. ABD 5. ABCD 6. ABCD 7. ABCD
8. ABC 9. ABCD 10. ABC 11. ABC 12. ABCD 13. ABCD 14. ABCD

三、判断题

1. 错 2. 对 3. 错 4. 对 5. 错 6. 错 7. 对 8. 错 9. 错 10. 对
11. 错 12. 错 13. 对 14. 对 15. 对 16. 对

四、简述题（答案略）

第四章

一、单项选择题

1. D 2. B 3. D 4. A 5. D 6. A 7. B 8. B 9. B 10. B 11. D 12. C
13. A 14. D 15. C 16. C 17. D 18. C 19. C 20. C 21. A

二、多项选择题

1. ACD 2. ACD 3. ABCD 4. BC 5. ABD 6. ABCD 7. ABC 8. ACD
9. AD 10. ABCD

三、判断题

1. 对 2. 对 3. 错 4. 对 5. 对 6. 错 7. 错 8. 对 9. 错 10. 错
11. 错 12. 对 13. 对 14. 对 15. 对 16. 错 17. 对 18. 对 19. 错
20. 错

四、简述题（答案略）

第五章

一、单项选择题

1. B 2. B 3. D 4. B 5. B 6. C 7. A 8. D 9. A 10. D 11. C 12. A
13. D 14. C 15. A 16. A 17. C 18. C 19. D 20. A

二、多项选择题

1. ABC 2. ABC 3. AD 4. AD 5. ABCD 6. ABCD 7. ABCD 8. AB
9. BC 10. ABCD

三、判断题

1. 错 2. 对 3. 对 4. 错 5. 对 6. 错 7. 对 8. 错 9. 错 10. 错

四、简述题（答案略）

第六章

一、单项选择题

1. B 2. B 3. D

二、多项选择题

1. ABC 2. ABCD 3. ABCD

三、判断题

1. 错　2. 对　3. 对　4. 错

四、简述题（答案略）

第七章

一、单项选择题

1. B　2. D　3. B

二、多项选择题

1. ABCD　2. ABCD　3. ABD　4. ABCD　5. ABCD　6. BD　7. BC　8. CD

9. AD　10. AB　11. ABCD　12. AB　13. AD　14. AD　15. BD　16. BCD

三、判断题

1. 对　2. 错　3. 错　4. 错　5. 对　6. 对　7. 错　8. 对　9. 错　10. 对

11. 对　12. 错

四、简述题（答案略）

第八章

一、单项选择题

1. C　2. B　3. C　4. A　5. B　6. B　7. A　8. B

二、多项选择题

1. ABC　2. ABC　3. ABCD　4. BCD　5. CD　6. ABCD　7. ABD　8. CD

9. ABCD　10. ABCD　11. ABCD　12. ABCD

三、判断题

1. 错　2. 错　3. 对　4. 错　5. 错　6. 错　7. 对　8. 错　9. 对　10. 对

参考文献 ————————————————●

1. 国家质检总局报检员资格考试委员会. 2013 年版报检员资格全国统一考试教材［M］. 北京：中国标准出版社，2013 年
2. 国家质检总局报检员资格考试委员会. 2012 年版报检员资格全国统一考试教材［M］. 北京：中国标准出版社，2012 年
3. 童宏祥. 报检实务［M］. 上海：上海财经大学出版社，2007 年
4. 刘源海，吴勇. 报关与报检实务［M］. 北京：高等教育出版社，2007 年
5. 高彩云. 外贸商检实务［M］. 北京：机械工业出版社，2007 年
6. 黄中鼎，颜逊. 报关与报检实务［M］. 北京：中国物资出版社，2007 年
7. 无忧考网 http：//www. 51test. net/show/978010. html
8. 江苏出入境检验检疫协会 http：//www. jsciq. org. cn/pages/124/00100032219/00100032219. html
9. 报检员考试网 http：//www. examda. com/baojian/bjy/fudao/20070326/090955775. html
10. 泰兴市政府信息公开目录 http：//www. taixing. gov. cn/zfxxgk/more. asp？aid＝2421

书目介绍

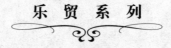

乐 贸 系 列

书名	作者	定价	书号	出版时间

📖 外贸单证操作子系列

书名	作者	定价	书号	出版时间
1. 跟单信用证一本通	何源	35.00 元	978-7-80165-849-4	2012 年 1 月第 1 版
2. 信用证审单有问有答 280 例	李一平 徐珺	37.00 元	978-7-80165-761-9	2010 年 8 月第 1 版
3. 外贸单证经理的成长日记	曹顺祥	38.00 元	978-7-80165-716-9	2010 年 3 月第 1 版
4. 外贸单证解惑 280 例	龚玉和 齐朝阳	38.00 元	978-7-80165-638-4	2009 年 7 月第 1 版
5. 信用证 6 小时教程	黄海涛（深海鱿鱼）	25.00 元	978-7-80165-624-7	2009 年 4 月第 2 版
6. 跟单高手教你做跟单	汪德	32.00 元	978-7-80165-623-0	2009 年 4 月第 1 版
7. 外贸单证处理技巧（第 3 版）	屈韬	42.00 元	978-7-80165-516-5	2008 年 5 月第 1 版
8. 进出口单证实务案例评析	袁永友 柏望生	33.00 元	978-7-80165-371-8	2006 年 8 月第 1 版

📖 福步外贸高手子系列

书名	作者	定价	书号	出版时间
1. 巧用外贸邮件拿订单	刘裕	45.00 元	978-7-80165-966-8	2013 年 8 月第 1 版
2. 小小开发信 订单滚滚来——外贸开发信写作技巧及实用案例分析	薄如骢	26.00 元	978-7-80165-551-6	2008 年 8 月第 1 版
3. 外贸技巧与邮件实战	刘云	28.00 元	978-7-80165-536-3	2008 年 7 月第 1 版

📖 国际物流操作子系列

书名	作者	定价	书号	出版时间
1. 货代高手教你做货代——优秀货代笔记(第二版)	何银星	33.00 元	978-7-5175-0003-2	2014 年 2 月第 2 版
2. 国际物流操作风险防范——技巧·案例分析	孙家庆	32.00 元	978-7-80165-577-6	2009 年 4 月第 1 版
3. 集装箱运输与海关监管	赵宏	23.00 元	978-7-80165-559-2	2009 年 1 月第 1 版

📖 通关实务子系列

书名	作者	定价	书号	出版时间
1. 外贸企业轻松应对海关估价	熊斌 赖芸 王卫宁	35.00 元	978-7-80165-895-1	2012 年 9 月第 1 版
2. 报关实务一本通(第 2 版)	苏州工业园区海关	35.00 元	978-7-80165-889-0	2012 年 8 月第 2 版
3. 如何通过原产地证尽享关税优惠	南京出入境检验检疫局	50.00 元	978-7-80165-614-8	2009 年 4 月第 3 版
4. 海关进出口商品归类基础与训练	温朝柱	36.00 元	978-7-80165-496-0	2009 年 1 月第 1 版
5. 最新报关单填制实用辅导	盛新阳 彭飞	38.00 元	978-7-80165-497-7	2008 年 10 月第 1 版
6. 最新商品归类技巧	赵宏	38.00 元	978-7-80165-520-2	2008 年 9 月第 1 版

书名	作者	定价	书号	出版时间

📖 彻底搞懂子系列

书名	作者	定价	书号	出版时间
1. 彻底搞懂信用证(第二版)	王腾　曹红波	35.00 元	978-7-80165-840-1	2011 年 11 月第 2 版
2. 彻底搞懂中国自由贸易区优惠	刘德标　祖月	34.00 元	978-7-80165-762-6	2010 年 8 月第 1 版
3. 彻底搞懂贸易术语	陈岩	33.00 元	978-7-80165-719-0	2010 年 2 月第 1 版
4. 彻底搞懂海运航线	唐丽敏	25.00 元	978-7-80165-644-5	2009 年 7 月第 1 版
5. 彻底搞懂提单	张敏　赵通	29.80 元	978-7-80165-602-5	2009 年 6 月第 1 版
6. 彻底搞懂关税	孙金彦	29.00 元	978-7-80165-618-6	2009 年 6 月第 1 版

📖 外贸英语实战子系列

书名	作者	定价	书号	出版时间
1. 十天搞定外贸函电	毅冰	38.00 元	978-7-80165-898-2	2012 年 10 月第 1 版
2. 外贸高手的口语秘籍	李凤	35.00 元	978-7-80165-838-8	2012 年 2 月第 1 版
3. 外贸英语函电实战	梁金水	25.00 元	978-7-80165-705-3	2010 年 1 月第 1 版
4. 外贸英语口语一本通	刘新法	29.00 元	978-7-80165-537-0	2008 年 8 月第 1 版
5. 英汉物流词汇精析——结合实务操作	应海新	68.00 元	978-7-80165-517-2	2008 年 5 月第 1 版

📖 外贸谈判子系列

书名	作者	定价	书号	出版时间
1. 外贸英语谈判实战	王慧　吴旻　张海军　蒋晓杰　仲颖	32.00 元	978-7-80165-767-1	2010 年 9 月第 1 版
2. 外贸谈判策略与技巧	赵立民	26.00 元	978-7-80165-645-2	2009 年 7 月第 1 版

📖 国际商务往来子系列

书名	作者	定价	书号	出版时间
国际商务礼仪大讲堂	李嘉珊	26.00 元	978-7-80165-640-7	2009 年 12 月第 1 版

📖 贸易展会子系列

书名	作者	定价	书号	出版时间
外贸参展全攻略——如何有效参加 B2B 贸易商展(第二版)	钟景松	33.00 元	978-7-80165-779-4	2010 年 10 月第 2 版

📖 区域市场开发子系列

书名	作者	定价	书号	出版时间
中东市场开发实战	刘军　沈一强	28.00 元	978-7-80165-650-6	2009 年 9 月第 1 版

📖 国际结算子系列

书名	作者	定价	书号	出版时间
1. 国际结算函电实务	周红军　阎之大	40.00 元	978-7-80165-732-9	2010 年 5 月第 1 版
2. 出口商如何保障安全收汇——L/C、D/P、D/A、O/A 精讲	庄乐梅	85.00 元	978-7-80165-491-5	2008 年 5 月第 1 版

书名	作者	定价	书号	出版时间

📖 国际贸易金融工具子系列

书名	作者	定价	书号	出版时间
1. 出口信用保险 ——操作流程与案例	中国出口信用 保险公司	35.00 元	978-7-80165-522-6	2008 年 5 月第 1 版
2. 福费廷	周红军	26.00 元	978-7-80165-451-9	2008 年 1 月第 1 版

📖 加工贸易操作子系列

书名	作者	定价	书号	出版时间
1. 加工贸易实务操作与技巧	熊 斌	35.00 元	978-7-80165-809-8	2011 年 4 月第 1 版
2. 加工贸易达人速成 ——操作案例与技巧	陈秋霞	28.00 元	978-7-80165-891-3	2012 年 7 月第 1 版
3. 加工贸易企业关务作业统筹	熊 斌	29.80 元	978-7-80165-423-6	2009 年 3 月第 1 版

📖 乐税子系列

书名	作者	定价	书号	出版时间
1. 外贸会计账务处理实务 ——经验·技巧分享	徐玉树	38.00 元	978-7-80165-958-3	2013 年 8 月第 1 版
2. 生产企业免抵退税实务 ——经验·技巧分享(第二版)	徐玉树	42.00 元	978-7-80165-936-1	2013 年 2 月第 2 版
3. 外贸企业出口退(免)税常 见错误解析 100 例	周朝勇	49.80 元	978-7-80165-933-0	2013 年 2 月第 1 版
4. 生产企业出口退(免)税常 见错误解析 115 例	周朝勇	49.80 元	978-7-80165-901-9	2013 年 1 月第 1 版
5. 外汇核销指南	陈文培等	22.00 元	978-7-80165-824-1	2011 年 8 月第 1 版
6. 外贸企业出口退税操作手册	中国出口 退税咨询网	42.00 元	978-7-80165-818-0	2011 年 5 月第 1 版
7. 生产企业免抵退税从入门 到精通	中国出口退 税咨询网	98.00 元	978-7-80165-695-7	2010 年 1 月第 1 版
8. 出口涉税会计实务精要 (《外贸会计实务精要》 第 2 版)	龙博客 工作室	32.00 元	978-7-80165-660-5	2009 年 9 月第 2 版

📖 专业报告子系列

书名	作者	定价	书号	出版时间
1. 国际工程风险管理	张 燎	1980.00 元	978-7-80165-708-4	2010 年 1 月第 1 版
2. 涉外型企业海关事务 风险管理报告	《涉外型企业海关 事务风险管理 报告》研究小组	1980.00 元	978-7-80165-666-7	2009 年 10 月第 1 版

📖 外贸企业管理子系列

书名	作者	定价	书号	出版时间
小企业做大外贸的四项修炼	胡伟锋	26.00 元	978-7-80165-673-5	2010 年 1 月第 1 版

📖 国际贸易金融子系列

书名	作者	定价	书号	出版时间
1. 国际贸易金融服务全程通 (第二版)	郭党怀 张丽君 张贝	43.00 元	978-7-80165-864-7	2012 年 1 月第 2 版
2. 国际结算与贸易融资实务	李华根	42.00 元	978-7-80165-847-0	2011 年 12 月第 1 版

书名	作者	定价	书号	出版时间

毅冰谈外贸子系列

书名	作者	定价	书号	出版时间
毅冰私房英语书 ——七天秀出外贸口语	毅 冰	35.00 元	978-7-80165-965-1	2013 年 9 月第 1 版

"实用型"报关与国际货运专业教材

书名	作者	定价	书号	出版时间
1. 报检实务(第二版)	孔德民	38.00 元	978-7-80165-999-6	2014 年 3 月第 2 版
2. 进出口商品归类实务(2012 修订版)	林 青	45.00 元	978-7-80165-902-6	2013 年 1 月第 2 版
3. 现代关税实务(第 2 版)	李 齐	35.00 元	978-7-80165-862-3	2012 年 1 月第 2 版
4. 国际贸易单证实务 (第 2 版)	丁行政	45.00 元	978-7-80165-855-5	2012 年 1 月第 2 版
5. 报关实务(第 3 版)	杨鹏强	45.00 元	978-7-80165-825-8	2011 年 9 月第 3 版
6. 海关概论(第 2 版)	王意家	36.00 元	978-7-80165-805-0	2011 年 4 月第 2 版
7. 电子口岸实务	杨鹏强 林青	30.00 元	978-7-80165-771-8	2010 年 9 月第 1 版
8. 国际集装箱班轮运输实务	林益松 郑海棠	43.00 元	978-7-80165-770-1	2010 年 9 月第 1 版
9. 国际货运代理操作实务	杨鹏强	45.00 元	978-7-80165-709-1	2010 年 1 月第 1 版
10. 航空货运代理实务	杨鹏强	37.00 元	978-7-80165-707-7	2010 年 1 月第 1 版
11. 进出口商品归类实务 ——实训题参考答案	林 青	12.00 元	978-7-80165-692-6	2009 年 12 月第 1 版

待出:

供应链管理实务

"精讲型"国际贸易核心课程教材

书名	作者	定价	书号	出版时间
1. 外贸单证实训精讲	龚玉和 齐朝阳	42.00 元	978-7-80165-937-8	2013 年 4 月第 1 版
2. 外贸英语函电实务精讲	傅龙海	42.00 元	978-7-80165-935-4	2013 年 2 月第 1 版
3. 国际结算实务精讲	庄乐梅 李 菁	49.80 元	978-7-80165-929-3	2013 年 1 月第 1 版
4. 报关实务精讲	孔德民	48.00 元	978-7-80165-886-9	2012 年 6 月第 1 版
5. 国际电子商务实务精讲	冯晓宁	45.00 元	978-7-80165-874-6	2012 年 5 月第 1 版
6. 国际贸易实务精讲 (第 5 版)	田运银	45.00 元	978-7-80165-863-0	2012 年 2 月第 5 版
7. 国际贸易单证精讲 (第 3 版)	田运银	45.00 元	978-7-80165-852-4	2012 年 1 月第 3 版
8. 国际商务谈判实务精讲	王 慧 唐力忻	26.00 元	978-7-80165-826-5	2011 年 9 月第 1 版
9. 国际贸易操作实训精讲	田运银 胡少甫 史 理 朱东红	49.80 元	978-7-80165-823-4	2011 年 8 月第 1 版

书名	作者	定价	书号	出版时间
10. 国际会展实务精讲	王重和	38.00 元	978-7-80165-807-4	2011 年 5 月第 1 版
11. 国际贸易实务疑难解答	田运银	20.00 元	978-7-80165-718-3	2010 年 9 月第 1 版
12. 集装箱运输系统与操作 实务精讲	田聿新 杨永志 汤玮	38.00 元	978-7-80165-642-1	2009 年 7 月第 1 版
13. 国际货运代理实务精讲	杨占林	39.00 元	978-7-80165-636-0	2009 年 6 月第 1 版
14. 海关法教程(第 2 版)	刘达芳	40.00 元	978-7-80165-605-6	2009 年 3 月第 2 版

待出：

1. 国际贸易规则与惯例实务精讲

2. 国际营销实务精讲

3. 国际投资实务精讲

4. 国际技术贸易实务精讲

"实用型"国际贸易课程教材

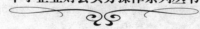

1. 外贸跟单实务	罗 艳	48.00 元	978-7-80165-954-5	2013 年 8 月第 1 版
2. 国际贸易实务	丁行政 罗艳	48.00 元	978-7-80165-962-0	2013 年 8 月第 1 版

电子商务大讲堂·外贸培训专用

1. 外贸操作实务	本书编委会	30.00 元	978-7-80165-621-6	2009 年 5 月第 1 版
2. 网上外贸 ——如何高效获取订单	本书编委会	30.00 元	978-7-80165-620-9	2009 年 5 月第 1 版
3. 出口营销指南	本书编委会	30.00 元	978-7-80165-619-3	2009 年 5 月第 1 版
4. 外贸实战与技巧	本书编委会	30.00 元	978-7-80165-622-3	2009 年 5 月第 1 版

中小企业财会实务操作系列丛书

1. 小企业会计疑难解惑 300 例	刘华 刘方周	39.80 元	978-7-80165-845-6	2012 年 1 月第 1 版
2. 做顶尖成本会计应知应会 150 问	张 胜	38.00 元	978-7-80165-819-7	2011 年 8 月第 1 版
3. 会计实务操作一本通	吴虹雁	35.00 元	978-7-80165-751-0	2010 年 8 月第 1 版

"关务通"品牌图书

书名	作者	定价	书号	出版时间

关务通·加贸系列

书名	作者	定价	书号	出版时间
1.《加工贸易实务操作与技巧》	"关务通·加贸系列"编委会	60.00元	978-7-80165-927-9	2013年3月第1版
2.《海关特殊监管区域和保税监管场所实务操作与技巧》	"关务通·加贸系列"编委会	60.00元	978-7-80165-926-2	2013年3月第1版
3.《加工贸易疑难解惑280例》	"关务通·加贸系列"编委会	60.00元	978-7-80165-928-6	2013年3月第1版

关务通·稽查系列

书名	作者	定价	书号	出版时间
《小王在海关稽查的日子——企业如何配合海关稽查》	"关务通·稽查系列"编委会	70.00元	978-7-80165-925-5	2013年3月第1版

关务通·双语系列

书名	作者	定价	书号	出版时间
《国际海关新视野》	上海海关	60.00元	978-7-80165-918-7	2012年12月第1版

关务通·电子口岸系列

书名	作者	定价	书号	出版时间
1.《电子口岸实用功能》	"关务通·电子口岸系列"编委会	32.00元	978-7-80165-904-0	2012年11月第1版
2.《电子口岸实务操作与技巧——通关篇》	"关务通·电子口岸系列"编委会	55.00元	978-7-80165-906-4	2012年11月第1版
3.《电子口岸实务操作与技巧——加贸篇》	"关务通·电子口岸系列"编委会	55.00元	978-7-80165-908-8	2012年11月第1版
4.《电子口岸疑难解惑400例》	"关务通·电子口岸系列"编委会	38.00元	978-7-80165-910-1	2012年11月第1版

关务通·监管通关系列

书名	作者	定价	书号	出版时间
1.《监管通关政策实用指导手册》	"关务通·监管通关系列"编委会	78.00元	978-7-80165-907-1	2012年10月第1版
2.《通关实务操作与技巧——货物、运输工具篇》	"关务通·监管通关系列"编委会	48.00元	978-7-80165-909-5	2012年10月第1版
3.《通关实务操作与技巧——进出境物品篇》	"关务通·监管通关系列"编委会	26.00元	978-7-80165-905-7	2012年10月第1版
4.《通关疑难解惑720例》	"关务通·监管通关系列"编委会	48.00元	978-7-80165-903-3	2012年10月第1版

📖 关务通·原产地系列

1.《原产地实务操作与技巧》	"关务通·原地产系列" 编委会	2013 年 9 月第 1 版
2.《原产地疑难解惑 300 例》	"关务通·原地产系列" 编委会	2013 年 9 月第 1 版
3.《如何从原产地淘金》	"关务通·原地产系列" 编委会	2013 年 9 月第 1 版

📖 关务通·监管通关系列

1.《便捷通关一本通》	"关务通·监管通关系列" 编委会	2013 年 9 月第 1 版
2.《快速通关自查手册》	"关务通·监管通关系列" 编委会	2013 年 9 月第 1 版
3.《通关典型案例启示录》	"关务通·监管通关系列" 编委会	2013 年 9 月第 1 版
4.《行邮物品通关攻略》	"关务通·监管通关系列" 编委会	2013 年 9 月第 1 版

待出系列与书目

📖 关务通·加贸系列

1.《<中华人民共和国审定内销 保税货物完税价格办法>实 用指导手册》	"关务通·加贸系列" 编委会
2.《加工贸易政策实用指导手册》	"关务通·加贸系列" 编委会
3.《加工贸易典型案例启示录》	"关务通·加贸系列" 编委会

以上图书均可在中国海关出版社网上书店(www.hgcbs.com.cn)、当当网、卓越网、京东网及各地新华书店等处购买。若有其他购书意向,请与本社发行部联系,联系电话:(010)65195616/5127/4221/4238/4246。

若想了解更多书讯,可关注中国海关出版社官方微信平台,微信号:hgbook。

教师反馈及课件申请表

为更有针对性地为广大教师服务，提升教学质量，在您确认将本书作为指定教材后，请您填好以下表格，并经系主任签字盖章后寄回，我们将免费为您提供相应教学资料。

书名/书号				
您所需要的教学资料	教学课件；配套习题（学生用书）；配套习题精解（教师用书）			
您的姓名		E—mail		
院/校		系		
您所讲授的课程名称				
每学期学生人数	_____人	_____年级	学时	
您目前采用的教材	作者：_____ 出版社：_____ 书名：_____			
您准备何时用此书				
您的联系地址				
邮政编码		联系电话		
您对本书的建议：		系主任签字		
		盖章		

我们的联系方式：

地址：北京市朝阳区东四环南路甲 1 号 中国海关出版信息大厦 6 层

邮编：100023

联系人：马超

电话：010—65194242—7554

传真：010—65194234

电子邮件：machao _ customs@163.com